科学出版社“十三五”普通高等教育本科规划教材

高等院校医学实验教学系列教材

编审委员会主任委员　文格波

编写委员会总主编　姜志胜

医学遗传学实验

主　　编　彭翠英　刘　俊

副 主 编　胡劲松　谭跃球　朱允华

主　　审　傅松滨　吴端生

编　　委　（以姓氏笔画为序）

王宗保　刘　俊　朱允华　李国庆

李　鹏　杨南扬　杨晓燕　杨粤军

杨露青　狄玉芬　周军媚　易　岚

胡劲松　贺庆芝　殷　杰　秦志峰

彭翠英　谢红艳　谭跃球

科 学 出 版 社

北　京

内 容 简 介

本书全国高等院校医学实验教学规划教材。由南华大学彭翠英教授与刘俊副教授主编。全书共分为常用仪器及基本技术方法、验证性实验和综合创新性实验三篇。本书具有简明、实用、内容新等优点，在内容上体系上都有大的创新。本书保留了人类外周血淋巴细胞的培养及染色体标本制备，人类染色体 G 显带标本的制备与观察等医学遗传学等经典实验；同时增加了反映学科前沿的人类肠道微生物基因 DNA 的提取，人类肠道微生物多样性分析及多重连接依赖的探针扩增检测亚端粒区拷贝数等实验，将经典内容与前沿知识有机结合在一起。

本书可供高等医学院校、综合性大学的临床、麻醉、护理等医学类专业的本科生使用；部分实验亦可供医学类研究生使用。

图书在版编目（CIP）数据

医学遗传学实验 / 彭翠英，刘俊主编. —北京：科学出版社，2016.6
ISBN 978-7-03-048486-4

Ⅰ. ①医… Ⅱ. ①彭… ②刘… Ⅲ. ①医学遗传学–实验–医学院校–教材 Ⅳ. ①R394-33

中国版本图书馆 CIP 数据核字（2016）第 121645 号

责任编辑：李 植 / 责任校对：刘亚琦
责任印制：李 彤 / 封面设计：陈 敬

科学出版社 出版
北京东黄城根北街 16 号
邮政编码：100717
http://www.sciencep.com
北京九州迅驰传媒文化有限公司印刷
科学出版社发行 各地新华书店经销
*
2016 年 6 月第 一 版 开本：787×1092 1/16
2025 年 1 月第六次印刷 印张：7 1/2
字数：166 000

定价：35.00 元

（如有印装质量问题，我社负责调换）

高等院校医学实验教学系列教材

编审委员会

主任委员　文格波

副主任委员　姜志胜　吴移谋　廖端芳

委　　员　(以姓氏笔画排序)

王　韵　王宗保　牛亦农　龙双涟
田　英　刘贻尧　刘艳平　宇　丽
严　杰　李　和　肖建华　肖献忠
何庆南　余　平　宋　健　张新华
陈　熙　罗学港　周国民　贺修胜
秦晓群　龚永生　傅松滨　管又飞

编写委员会

总 主 编　姜志胜

副总主编　田　英　陈　熙　贺修胜

编　　委　(以姓氏笔画排序)

万　炜　王汉群　尹　凯　甘润良
龙石银　乔新惠　刘　俊　刘录山
向宇燕　李严兵　李国庆　李忠玉
李美香　杨秋林　张　艳　屈丽华
易　岚　易光辉　胡四海　赵飞骏
桂庆军　凌　晖　唐志晗　梁　瑜
彭翠英　谭健苗

秘　　书　梁　瑜　唐志晗

序　一

近年来，教育部卫生部等多部委紧密部署实施本科教学工程、专业综合改革试点、实践育人和卓越医生教育培养计划，把强化实践教学环节作为重要内容和重点要求，进一步凸显了医学实践性很强的属性，对切实加强医学实验教学提出了更高要求，指引着我国医学实验教学进入全面深化改革阶段。

高校牢固树立以学生为本、目标导向和持续改进的教育理念，积极创新和完善更加有利于培养学生实践能力和创新能力的实验教学体系，建设高素质实验教学队伍和高水平实验教学平台，以促进和保证实验教学水平全面提高。为此，南华大学医学院协同国内多所高校对第一版《高等院校医学实验教学系列教材》进行了修订和拓展。第二版教材涵盖了解剖学、显微形态学、医学免疫学、病原生物学、机能学、临床技能学、生物化学、分子生物学、医学细胞生物学、医学遗传学的实验教学内容，全书贯彻了先进的教育理念和教学指导思想，把握了各学科的总体框架和发展趋势，坚持了理论与实验结合、基础与临床结合、经典与现代结合、教学与科研结合，注重对学生探索精神、科学思维、实践能力、创新能力的全面培养，不失为一套高质量的精品教材。

愿《高等院校医学实验教学系列教材》的出版为推动我国医学实验教学的深化改革和持续发展发挥重要作用。

教育部高等学校基础医学类专业教学指导委员会主任委员
中国高等教育学会基础医学教育分会理事长
2015 年 12 月

序　二

随着本科教学工程、专业综合改革试点、实践育人和卓越医生教育培养计划的实施，高等医学院校迎来了进一步加强医学实验教学、提高医学实验教学质量的大好时机，必须积极更新医学实验教学理念，创新实验教学体系、教学模式和教学方法，整合实验教学内容，应用实验教学新技术新手段，促进医学人才知识、技能和素质全面协调发展。

高等院校医学实验教学系列教材编审委员会和编写委员会与时俱进，积极推进实验教学改革的深化，组织相关学科专业的专家教授，在第一版的基础上，吸收了南华大学等多个高校近年来在医学实验教学方面的改革新成果，强调对学生基本理论、基础知识、基本技能以及创新能力的培养，打破现行课程框架，构建以综合能力培养为目标的新型医学实验教学体系，修订并拓展了这套实验教学系列教材。第二版教材共十四本，包括：《系统解剖学实验》《局部解剖学实验》《显微形态学实验（组织与胚胎学分册）》《显微形态学实验（病理学分册）》《病原生物学实验（医学微生物学分册）》《病原生物学实验（人体寄生虫学分册）》《医学免疫学实验》《机能实验学》《临床基本技能学（诊断技能分册）》《临床基本技能学（外科基本技能分册）》《生物化学实验与技术》《分子生物学实验》《医学细胞生物学实验》《医学遗传学实验》。

本套教材的编写，借鉴国内外同类实验教材的编写模式，内容上依据医学实验体系进行重组和有机融合，按照医学实验教学的逻辑和规律进行编写，并注重知识的更新，反映学科的前沿动态，体现教材的思想性、科学性、启发性、先进性和实用性。

本套教材适用对象以本科临床医学专业为主，兼顾麻醉学、口腔医学、医学影像、护理学、预防医学、医学检验、卫生检验、药学、药物制剂、生物科学、生物技术等专业实验教学需求，各层次各专业学生可按照其专业培养特点和要求，选用相应的实验项目进行教学与学习。

本套教材的编写出版，得到了科学出版社和南华大学及有关兄弟院校的大力支持，凝聚了各位主编和全体编写、编审人员的心血和智慧，在此，一并表示衷心感谢。

由于医学实验教学模式尚存差异，加上编者水平有限，本套教材难免存在缺点和不当之处，敬请读者批评指正。

总主编　夏已胜

2015年12月

前　言

医学遗传学是遗传学和医学相结合的一门边缘学科，是现代医学中发展最迅速的学科之一。它运用遗传学的理论和方法研究人类遗传病的发生机制、传递规律，探索遗传病的诊断、治疗及预防。医学遗传学又是一门依赖于实验技术的基础与临床密切结合的医学桥梁学科。因此，实验课是医学遗传学教学的重要组成部分。

随着遗传学科的高速发展，现代分子遗传学技术的日新月异，产前诊断技术不断更新，本书借鉴国内外类似实验教材的编写模式，内容上依据医学实验体系进行编写。全书保留了人类外周血淋巴细胞的培养及染色体标本制备，人类染色体 G 显带标本的制备与观察等医学遗传学经典实验；同时增加了人类肠道微生物基因组 DNA 的提取，人类肠道微生物多样性分析及多重连接依赖的探针扩增检测亚端粒区拷贝数等反映学科前沿动态的新的实验。本书保持了经典与前沿相结合、实验技术全面的医学遗传学实验体系，同时注重医学遗传学创新能力的培养。本书编入的实验内容较多，各院校在使用本书时，可以根据各校的专业人才培养方案、教学大纲及实验室的设备条件的具体情况，合理选择实验项目。

本书分常用仪器及基本技术方法、验证性实验、综合创新性实验三篇，共 32 个实验项目。这些实验项目既有一定的联系，又具有相对的独立性，每个实验项目都能体现其理论意义和实际运用价值。编写的每一个实验项目，都对实验目的、实验原理、实验用品和材料、方法和步骤、注意事项等方面作了充分的阐述，并备有附录，供学生参考。

本书可供高等医学院校、综合性大学的临床、麻醉、护理等医学类专业的本科生使用；部分实验亦可供医学类研究生使用。

由于水平和经验所限，有不足之处在所难免，我们诚挚希望得到使用本实验课手册的教师和同学们的反馈意见，以便不断改进和更新。

彭翠英　刘　俊

2015 年 12 月

目　录

第一篇　常用仪器及基本技术方法

第二篇　验证性实验

第三篇　综合创新性实验

绪　论

一、医学遗传学实验目的和要求

《医学遗传学》是遗传学与医学相结合的一门前沿学科，研究遗传病发生机制、传递方式、诊断、治疗、预后、再发风险和预防方法，从而控制遗传病在一个家庭中的再发，降低它在人群中的危害。

医学遗传学实验课是医学遗传学课程的重要内容。通过实验，有助于加强和巩固理论基础知识，并了解和掌握本学科的基本实验内容和操作技能。通过实验操作，可以锻炼学生的动手能力；通过实验操作，可以使学生掌握绘图、书写实验记录和实验报告的基本方法与技巧；通过实验操作，也可以培养学生分析问题、综合问题和解决问题等方面的能力。

为此，要求学生做到以下几点：实验课前做好预习，明确实验目的、实验原理；复习有关理论内容；熟悉实验的主要步骤；初步估计和判定实验的可能结果。

二、实验操作前的注意事项

1. 准备好教材、实验指导、实验报告本、文具等个人必备工具。
2. 穿好白大褂，按规定座位就座。
3. 保持安静，认真听讲，并仔细观察带教老师的示范操作。

三、实验操作过程中的注意事项

1. 认真、规范操作，仔细观察和综合分析实验所出现的现象与结果并及时记录。
2. 如果实验结果与理论结果不一致，须及时进行科学分析，判断结果的可靠性，探求出现误差的原因。
3. 各种实验试剂应轻拿轻放，用后放回原处，瓶盖封严。
4. 使用微量加样器时，一定调整好取用量，按使用要求操作。
5. 实验室应保持肃静，注意清洁卫生，实验中用过的废弃物品要及时清理、收集到垃圾桶，避免堵塞下水管道。

四、实验后的注意事项

1. 实验后，整理清洁所用仪器、设备，注意放回原位，以备下次使用。
2. 如有仪器损坏，要及时填写破损报告，并报告老师。
3. 值日生要打扫、清洁实验室。
4. 按要求做好实验记录，并提交实验报告。
5. 离开实验室前，检查并关闭门、窗、水、电。

五、实验室的意外处理

实验室如遇着火、烫伤等意外事件发生，必须镇静做紧急处理，并立即报告老师。

1. 着火：如遇酒精灯推倒或其他原因着火，首先将一切易燃品移至远处，然后用 CO_2 灭火器灭火或者切断电源。

2. 灼伤或烫伤：皮肤被火灼伤或烫伤，用烫伤软膏涂抹，如伤势较重，立即送医院治疗。

3. 有毒有害药品：如有毒药品泼溅到皮肤上，如 EB、同位素等，应用大量清水进行清洗，必要时，去医院处理。

4. 割伤出血：遇玻璃割伤出血，可用碘酒或红药水消毒后，用纱布包扎。如有玻璃留在伤口，处理前应先取出。

5. 被实验动物咬伤：立即去医务室消毒、包扎伤口，并注射疫苗，以防感染。

第一篇　常用仪器及基本技术方法

实验一　普通光学显微镜的结构与使用

一、实 验 目 的

1. 熟悉普通光学显微镜的主要构造及其性能。
2. 掌握低倍镜及高倍镜的使用方法。
3. 初步掌握油镜的使用方法。
4. 了解光学显微镜的维护方法。

二、实 验 原 理

光学显微镜（light microscope）是生物科学和医学研究领域常用的仪器，是研究人体及其他生物机体组织和细胞结构强有力的工具。光学显微镜简称光镜，是利用光线照明使微小物体形成放大影像的仪器。一台普通光镜主要由机械系统和光学系统两部分构成，而光学系统则主要包括光源、反光镜、聚光器、物镜和目镜等部件。物镜和目镜的结构虽然比较复杂，但它们的作用都是相当于一个凸透镜，目镜将标本放大成一个虚像，通过调焦可使虚像落在眼睛的明视距离处，在视网膜上形成一个直立的实像。分辨力（resolving power）也称为分辨率，是指人眼通过显微镜分辨出标本上相互接近的两点间的最小距离的能力。是光镜的主要性能指示。显微镜的分辨力由物镜的分辨力所决定与目镜分辨力无关。光镜的分辨力（R）（R 值越小，分辨力越高）可以下式计算：

$$R=\frac{0.61\lambda}{n\sin\theta}$$

这里 n 为聚光镜与物镜之间介质的折射率（空气为 1，油为 1.5）；θ 为标本对物镜镜口张角的半角，sin 的最大值为 1；λ 为照明光源的波长（白光约为 500 nm）。放大率或放大倍数是光镜性能的另一重要参数，显微镜的放大倍数等于目镜放大倍数与物镜放大倍数的乘积。

三、实验用品和材料

1. 器材　普通光学显微镜、擦镜纸、香柏油或液体石蜡（石蜡油）、羊毛交叉装片、英文字母或数字的装片。

2. 清洁剂（乙醚 7 份 ＋ 无水乙醇 3 份）、二甲苯。

四、实验方法和步骤

（一）光学显微镜的基本构造及功能

1. 机械部分

（1）镜筒：为光镜最上方或镜臂前方的圆筒状结构，其上端装有目镜，下端与物镜转换器相连。光镜可分为单筒式或双筒式两类。单筒光镜又分为直立式和倾斜式两种。而双筒式光镜的镜筒均为倾斜的。

（2）物镜转换器：又称物镜转换盘，是安装在镜筒下方的一圆盘状构造，可顺时针或反时针方向自由旋转。其上均匀分布有 3～4 个圆孔，用以装载不同放大倍数的物镜。使用时注意凭手感使所需物镜准确到位。

（3）镜臂：为支持镜筒和镜台的弯曲状构造，是取用显微镜时握拿的部位。镜筒直立式光镜在镜臂与其下方的镜柱之间有一倾斜关节，可使镜筒向后倾斜一定角度以方便观察，但使用时倾斜角度不应超过 45°，否则显微镜则由于重心偏移容易翻倒。在使用临时装片时，千万不要倾斜镜臂，以免液体或染液流出，污染显微镜（图 1-1-1，图 1-1-2）。

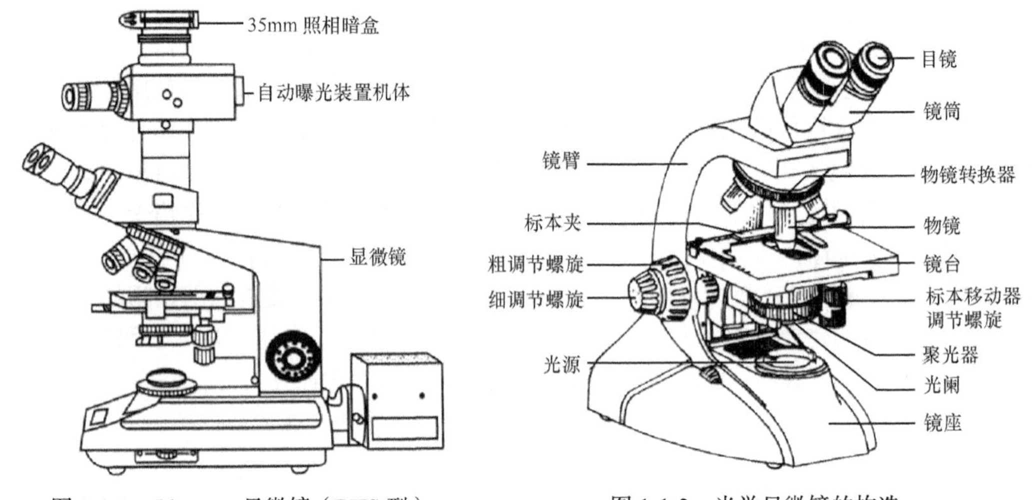

图 1-1-1 Olympus 显微镜（BHS 型）

图 1-1-2 光学显微镜的构造

（4）调节器：也称调焦螺旋，为调节焦距的装置，位于镜臂的上端（镜筒直立式光镜）或下端（镜筒倾斜式光镜），分粗调螺旋和细调螺旋两种。粗调螺旋使镜筒或载物台以较快速度或较大幅度的升降，能迅速调节好焦距使物像呈现在视野中，适于低倍镜观察时的调焦。而细调螺旋只能使镜筒或载物台缓慢或较小幅度的升降，适用于高倍镜和油镜的聚焦或观察标本的不同层次，一般在粗调螺旋调焦的基础上再使用细调螺旋，精细调节焦距。

（5）载物台：也称镜台，是位于物镜转换器下方的方形平台，是放置被观察的玻片标本的地方。平台的中央有一圆孔，称为通光孔，下方光线经此孔照射到标本上。

在载物台上装有标本移动器（也称标本推进器），移动器上安装的弹簧夹用于固定玻片标本，另外，转动与移动器相连的两个螺旋可使玻片标本前后左右地移动，这样寻找物像时较为方便。

在标本移动器上附有纵横游标尺，可以计算标本移动的距离和确定标本的位置。游标尺一般由主标尺（A）和副标尺（B）组成。副标尺的分度为主标尺的9/10。使用时先看到标尺的0点位置，再看主副标尺刻度线的重合点即可读出准确的数值。

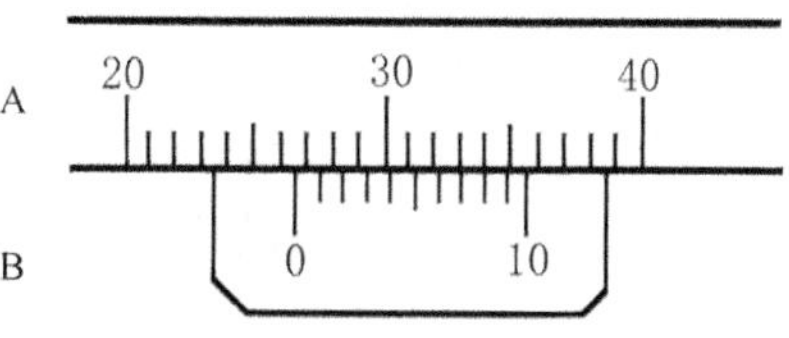

图 1-1-3　游标尺的使用方法示意图

（6）镜柱：为镜臂与镜座相连的短柱。

（7）镜座：位于显微镜最底部的构造，为整个显微镜的基座，用于支持和稳定镜体。有的显微镜在镜座内装有照明光源等构造。

2. 光学系统部分　光镜的光学系统主要包括物镜、目镜和照明装置（反光镜、聚光器和光圈等）。

（1）目镜：又称接目镜，安装在镜筒的上端，将物镜所放大的物像进一步放大的作用。每个目镜一般由两个透镜组成，在上下两透镜之间安装有能决定视野大小的金属光阑——视场光阑，此光阑的位置即是物镜所放大实像的位置，故可将一小段头发黏附在光阑上作为指针，用以指示视野中的某一部分供他人观察。每台显微镜通常配置 2～3 个不同放大倍率的目镜，常见的有 5×、10×和 15×（×表示放大倍数）的目镜，可根据不同的需要选择使用，最常使用的是 10×目镜。

（2）物镜：也称接物镜，安装在物镜转换器上。每台光镜一般有 3～4 个不同放大倍率的物镜，是显微镜最主要的光学部件，决定着光镜分辨力的高低。常用物镜的放大倍数有 10×、40×和 100×等几种。一般将 8×或 10×的物镜称为低倍镜；将 40×或 45×的称为高倍镜；将 90×或 100×的称为油镜（这种镜头在使用时需浸在油中）。

在每个物镜上通常都刻有能反映其主要性能的参数，主要有放大倍数和数值孔径（如10/0.25、40/0.65 和 100/1.25），该物镜所要求的镜筒长度和标本上的盖玻片厚度（160/0.17，单位：mm）等，另外，油镜上还常标有“油”或“Oil”的字样。

油镜使用时需要用香柏油或石蜡油作为介质，这是因为香柏油或石蜡油折射率与玻璃近似的时（玻璃、香柏油和石蜡油的折射率分别为 1.52、1.51、1.46，空气为 1），可减少光线的折射，增加视野亮度，提高分辨力。物镜分辨力的大小取决于物镜的数值孔径（numerical aperture，NA），又称为镜口力，其数值越大，则表示分辨力越高。

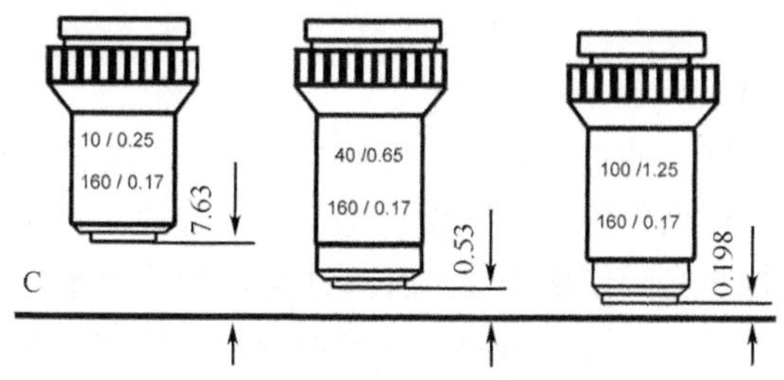

图 1-1-4　物镜的性能参数及工作距离

C 线为盖玻片的上表面，10×物镜的工作距离为 7.63 mm；40×物镜的工作距离为 0.198 mm；10 / 0.25、40 / 0.65、100 / 1.25 表示镜头的放大倍数和数字孔径。160 / 0.17 表示显微镜的机械镜筒长度（标本至目镜的距离）和盖玻片的厚度。即镜筒长度为 160 mm，盖玻片厚度为 0.17 mm

不同的物镜有不同的工作距离。所谓工作距离是指显微镜处于工作状态（焦距调好、物像清晰）时，物镜最下端与盖玻片上表面之间的距离。物镜的放大倍数与其工作距离成反比。当低倍镜调节到工作距离后，可直接转换高倍镜或油镜，细调螺旋稍加调节焦距便可见到清晰的物像，这种情况称为同高调焦。

不同放大倍数的物镜也可从外形上加以区别，一般来说，物镜的长度与放大倍数成正比，低倍镜最短，油镜最长，而高倍镜的长度介于两者之间（表 1-1-1）。

表 1-1-1 标准物镜的性质

放大倍数	数字孔径	工作距离（mm）
10	0.20	6.5
20	0.50	2.0
40	0.65	0.6
100	1.25	0.2

（3）聚光器：位于载物台的通光孔的下方，由聚光镜和光圈构成，其主要功能是光线集中到所要观察的标本上。聚光镜由 2～3 个透镜组合而成，可将光线汇集成束。在聚光器的左下方有一调节螺旋可使其上升或下降调节光线的强弱，升高聚光器可使光线增强，反之则光线变弱。

光圈也称为彩虹阑或孔径光阑，位于聚光器的下端，是一种能控制进入聚光器的光束大小的可变光阑。它由十几张金属薄片组合排列而成，其外侧有一小柄，可使光圈的孔径开大或缩小，以调节光线的强弱。在光圈的下方常装有滤光片框，可放置不同颜色的滤光片。

（4）反光镜：位于聚光镜的下方，可向各方向转动，能将来自不同方向的光线反射到聚光器中。反光镜有两个面，一面为平面镜，另一面为凹面镜，凹面镜有聚光作用，适于较弱光和散射光下使用，光线较强时则选用平面镜（现在有些新型的光学显微镜都有自带光源，而没有反光镜；有的二者都配置）。

（二）光学显微镜的使用方法

1. 准备　右手握住镜臂，左手托住镜座将显微镜小心从镜箱中取出，放置在实验台的偏左侧，以镜座的后端离实验台边缘 6～10 cm 为宜。检查显微镜的各个部件是否完整和正常。

2. 低倍镜的使用方法

（1）对光：打开显微镜上的电源开关，转动粗调螺旋，使镜筒略升高（或使载物台下降），调节物镜转换器，使低倍镜转到工作状态（即对准通光孔），当镜头完全到位时，可听到轻微的扣碰声。打开光圈使聚光器上升到适当位置（以聚光镜上端透镜平面稍低于载物台平面的高度为宜）。然后用左眼向着目镜内观察（注意两眼应同时睁开），同时调节亮度旋钮，使视野内的光线均匀、亮度适中。

（2）放置玻片标本：将玻片标本放置到载物台上弹簧夹固定好（注意：使有盖玻片或有标本的一面朝上），然后转动标本移动器的螺旋，使观察的标本部位对准通光孔的中央。

（3）调节焦距：用眼睛从侧面注视低倍镜，同时用粗调螺旋使载物台上升，直至低倍镜头距玻片标本的距离小于 0.6 cm，注意操作时必须从侧面注视镜头与玻片的距离，以避免镜头碰破玻片。然后用左眼在目镜上观察，同时用左手慢慢转动粗调螺旋使使载物台下降直至视野中出现物像为止，再转动细调螺旋，使视野中的物像最清晰。如果需要观察的物像不在视野中央或不在视野内，可用标本移动器前后、左右移动标本的位置，使物像进入视野并移至中央。在调焦时如果镜头与玻片标本的距离已超过了 1 cm 还未见到物像时，应严格按上述步骤重新操作。

3. 高倍镜的使用方法

（1）在使用高倍镜观察标本前，应先用低倍镜找到需观察的物像，并将其移至视野中央，同时调准焦距，使被观察的物像最清晰。

（2）转动物镜转换器，直接使高倍镜转到工作状态（对准通光孔），此时，视野中一般可见到不太清晰的物像，只需调节细调焦螺旋，一般都可使物像清晰。

请注意：

1）从低倍镜转换到高倍镜时，有时会发生高倍物镜碰擦玻片而不能转换到位的情况，此时不能硬转，应检查玻片是否放反、低倍镜的焦距是否调好以及物镜是否松动等情况后重新操作。如果调整后仍不能转换，则应将使载物台下降后再转换，然后在眼睛的注视下使高倍镜贴近盖玻片，再一边观察目镜视野，一边用粗调螺旋使载物台下降，看到物像后再用细调螺旋准焦。

2）许多显微镜的低倍镜与高倍镜的视野中心存在偏差，从低倍镜转换高倍镜观察标本会给观察者迅速寻找标本造成一定困难。为了避免这种情况的出现，可利用羊毛交叉装片标本来测定光镜的偏心情况，并绘图记录制成偏心图。具体操作步骤如下：① 用在高倍镜下找到羊毛交叉点并将其移至视野中心；② 换低倍镜观察羊毛交叉点是否还位于视野中央，如果偏离视野中央，其所在的位置就是偏心位置；③ 将前面两个步骤反复操作几次，找出准确的偏心位置，并绘出偏心图。当光镜的偏心点找出之后，在使用该显微镜的高倍镜观察标本时，事先可在低倍镜下将需进一步放大的部位移至偏心位置处，再转换高倍镜观察时，所需的观察目标就正好在视野中央。

4. 油镜的使用方法

（1）用高倍镜找到观察的标本物像，并将放大的部分移至视野中央。

（2）将聚光器升至最高位置并将光圈开至最大（因油镜所需光线较强）。

（3）转动物镜转换盘，移开高倍镜，往观察的部位滴一滴香柏油或石蜡油，然后在眼睛的注视下，使油镜转至工作状态。此时油镜的下端镜面应正好浸在油滴中。

（4）左眼注视目镜中，同时小心而缓慢地转动细调螺旋（注意：这时只能使用微调节螺旋，千万不要使用粗调节螺旋）使载物台下降，直至视野中出现清晰的物像。操作时不要反方向转动细调节螺旋，以免镜头下降压碎标本或损坏镜头。

（5）油镜使用完后，必须及时将镜头上的油擦拭干净。操作时先将油镜升高 1 cm，并将其转离通光孔，先用干擦镜纸揩擦一次，把大部分的油去掉，再用沾有少许清洁剂或二甲苯的擦镜纸擦一次，最后再用干擦镜纸揩擦一次。玻片标本上的油，如果是有盖玻片的永久制片，可直接用上述方法擦干净；如果是无盖玻片的标本，先把一小张擦镜纸盖在油滴上，再往纸上滴几滴清洁剂或二甲苯。趁湿将纸往外拉，如此反复几次即可干净。

五、注 意 事 项

1. 取用显微镜时，应一手紧握镜臂，一手托住镜座，不要用单手提拿，以避免目镜或其他零部件滑落。

2. 在使用镜筒直立式显微镜时，镜筒倾斜的角度不能超过 45 度，以免重心后移使显微镜倾倒。在观察带有液体的临时装片时，不要使用倾斜关节，以避免载物台的倾斜而使液体流到显微镜上。

3. 不可随意拆卸显微镜上的零部件，以免发生丢失损坏或使灰尘落入镜内。

4. 显微镜的光学部件不可用纱布、手帕、普通纸张或手指揩擦，以免磨损镜面，需要时只能用擦镜纸轻轻擦拭。机械部分可用纱布等擦拭。

5. 在任何时候，特别是使用高倍镜或油镜时，都不要一边在目镜中观察，一边下降镜筒（或上升载物台），以避免镜头与玻片相撞，损坏镜头或玻片标本。

6. 显微镜使用完后应及时复原。先下降载物台，取下玻片标本，使物镜转离通光孔。然后上升载物台，使物镜与载物台相接近。垂直反光镜，下降聚光器，关小光圈，最后放回镜箱中锁好。

7. 在利用显微镜观察标本时，要养成两眼同时睁开，左手操纵调焦螺旋，右手操纵标本移动器的习惯，必要时应一边观察一边计数或绘图记录。

六、思 考 题

1. 填图，注明普通光学显微镜各部分的名称。
2. 使用显微镜观察标本时，为什么必须按从低倍镜到高倍镜，再到油镜的顺序进行？
3. 在调焦时为什么要先将低倍镜与标本表面的距离调节到 6 mm 之内？
4. 如果标本片放反了，可用高倍镜或油镜找到标本吗？为什么？
5. 怎样才能准确而迅速地在高倍镜或油镜下找到目标？
6. 如果细调焦螺旋已转至极限而物像仍不清晰时，应该怎么办？
7. 如何判断视野中所见到的污点是在目镜上？
8. 在对低倍镜进行准焦时，如果视野中出现了随标本片移动而移动的颗粒或斑纹，是否将标本移至物镜中央，就一定能找到标本的物像？为什么？

实验二　荧光显微镜的结构与使用

一、实 验 目 的

1. 熟悉荧光显微镜的原理、用途和使用方法。
2. 掌握荧光显微镜的调校方法。

二、实 验 原 理

荧光显微镜是用于免疫荧光细胞化学的基本工具。它由光源、滤板系统和光学系统等主要部件组成。利用一定波长的光激发标本发射荧光，通过物镜和目镜系统放大以观察标本的荧光图像工具。是医学检验中的重要仪器之一。

三、实验用品与材料

仪器　荧光显微镜一台、荧光染色标本、擦镜纸、吸水纸、载玻片、盖玻片等。

四、方法与步骤

（一）荧光显微镜的结构

荧光显微镜由荧光光源、荧光组件、滤板系统和光学系统等主要部件组成。基本结构见图 1-2-1 和图 1-2-2。

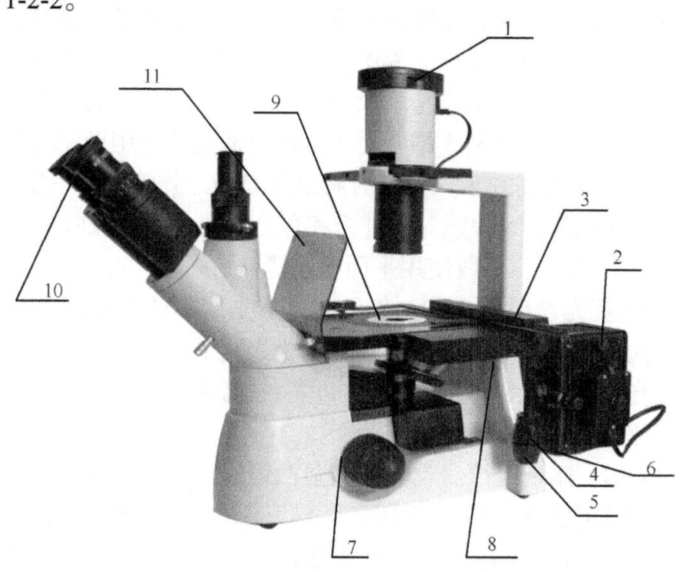

图 1-2-1　荧光显微镜的基本结构图（A）

1. 倒置灯箱；2. 汞灯灯箱；3. 移动机构；4. 纵向移动手轮；5. 横向移动手轮；6. 电源开关；7. 调节松紧手轮；8. 移动机构固紧螺钉；9. 载物台；10. 目镜；11. 挡板

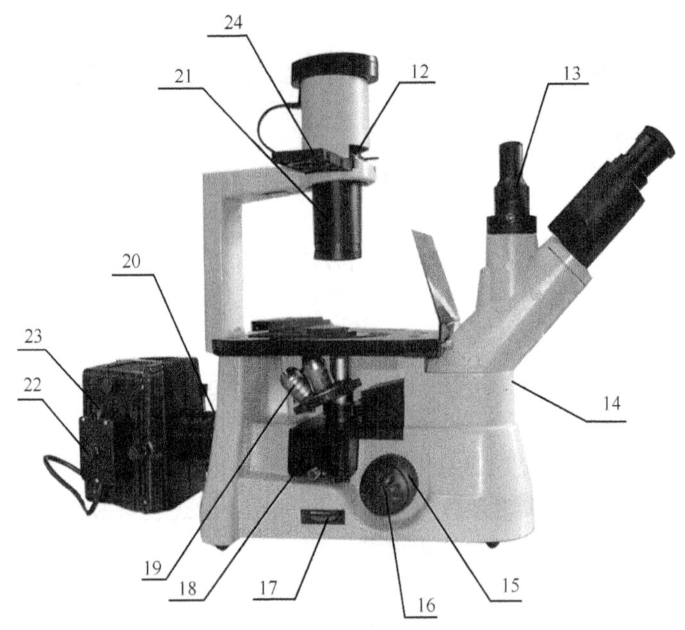

图 1-2-2 荧光显微镜基本结构图（B）

12. 滤色片座；13. 三目头；14. 主体；15. 粗动调焦手轮；16. 微动调焦手轮；17. 亮度旋钮；18. 激发滤色片组；19. 物镜；20. 汞灯灯箱固紧螺钉；21. 集光镜；22. 左右对中旋钮；23 上下对中旋钮；24. 相衬装置

1. 光荧光源　现在荧光显微镜多采用 200 W 的超高压汞灯作光源，它是用石英玻璃制作，中间呈球形，内充一定数量的汞。工作时由两个电极间放电，引起水银蒸发，球内气压迅速升高，超高压汞灯发光是电极间放电使水银分子不断解离和还原过程中发射光量子的结果。它发射很强的紫外和蓝紫光，足以激发各类荧光物质。

2. 滤色系统　滤色系统是荧光显微镜的重要部位，主要由激发滤板和压制滤板组成。激发滤光片位于光源和标本之间，能激发标本产生荧光的光通过，激发滤光片有 4 组：紫外光（U）、紫光（V）、蓝光（B）、绿光（G）；阻断滤光片，位于标本与目镜之间，可吸收和阻挡激发光进入目镜并把剩余的紫外光吸收掉，以免干扰荧光和损伤眼睛，还可选择让特意的荧光透过，这样有利于增强反差。激发滤光片和阻断滤光片必需配合使用。

3. 反光荧光装置　通过对反射荧光装置将激发光经过物镜向下落射到标本表面。其反光镜的反光层一般是镀铝的，因为铝对紫外光和可见光的蓝紫区吸收少，反射率达到 90 % 以上，而银的反射只有 70 %；一般使用平面反光镜。

4. 聚光镜　专为荧光显微镜设计制作的聚光器是用石英玻璃或其他透紫外光的玻璃制成。分明视野聚光器、暗视野聚光器、相差荧光聚光器。

（1）明视野聚光器：荧光显微镜上一般多用明视野聚光器，它聚光力强，使用方便，特别适于低、中倍放大的标本观察的优点。

（2）暗视野聚光器：暗视野聚光器在荧光显微镜中的应用日益广泛。因为激发光不直接进入物镜，因而除散射光外，激发光也不进入目镜，可以使用薄的激发滤板，增强激发光的强度，压制滤板也可以很薄，因紫外光激发时，可用无色滤板（不透过紫外）而仍然产生黑暗的背景。从而增强了荧光图像的亮度和反衬度，提高了图像的质量，观察舒适，可发现亮视野难以分辨的细微荧光颗粒。

（3）相差荧光聚光器：相差聚光器与相差物镜配合使用，可同时进行相差和荧光联合观察，既能看到荧光图像，又能看到相差图像，有助于荧光的准确定位。一般荧光观察很少需要这种聚光器。

5. 物镜　各种物镜均可应用，但最好用消色差的物镜，因其自体荧光极微且透光性能（波长范围）适合于荧光。由于图像在显微镜视野中的荧光亮度与物镜镜口率的平方成正比，而与放大倍数成反比，所以为了提高荧光图像的亮度，应使用镜口率大的物镜。尤其在高倍放大时其影响非常明显。因此对荧光不够强的标本，应使用镜口率大的物镜，配合以尽可能低的目镜（4×，5×，6.3×等）。

6. 目镜　在荧光显微镜中多用低倍目镜，如 5×和 6.3×。过去多用单筒目镜，因为其亮度比双筒目镜高一倍以上，但目前研究型荧光显微镜多用双筒目镜，观察很方便。

7. 落射光装置　新型的落射光装置是从光源来的光射到干涉分光滤镜后，波长短的部分（紫外和紫蓝）由于滤镜上镀膜的性质而反射，当滤镜对向光源呈 45 度倾斜时，则垂直射向物镜，经物镜射向标本，使标本受到激发，这时物镜直接起聚光器的作用。同时，滤波长的部分（绿、黄、红等），对滤镜是可透的，因此，不向物镜方向反射，滤镜起了激发滤板作用，由于标本的荧光处在可见光长波区，可透过滤镜而到达目镜观察，荧光图像的亮度随着放大倍数增大而提高，在放大时比透射光源强。它除具有透射式光源的功能外，更适用于不透明及半透明标本，如厚片、滤膜、菌落、组织培养标本等的直接观察。近年研制的新型荧光显微镜多采用落射光装置，称之为落射荧光显微镜。

（二）实验方法与步骤

1. 窗帘避光、关闭房内电灯、摘下显微镜防尘罩，并确保显微镜室通风良好、无遮盖。

2. 打开荧光电源开关，电压表显示出电源电压，荧光灯代能源预热 15min，若电源电压波动不大于额定电压值的 5 %，即可按下启动开关点燃汞灯。待超高压汞灯弧光达到稳定并达到最大发光率，即可开始工作。

3. 将荧光染色标本放置显微镜载物台上，将 10×平场物镜或 40×物荧光物镜转入光路，调节载物台纵横移动手轮，将标本移入光路。

4. 转动滤光片转换拨轮，将荧光染色标本所需要的激发绿光组片转入光路。激发滤光片组号刻在滤光片组转换拨轮上。滤光片的选择必需遵守斯托克斯定律：激发滤光片的投射波长 < 双色束分离器的透射波长 < 阻断滤光片的透射波长，而这三者在出厂时已进行了严格的组合匹配，只需要选择滤光片即可。

5. 调节粗调螺旋，当看清荧光图像的轮廓后，再用微调螺旋调焦，直至看到清晰的荧光图像。当需要较强的荧光图像时，可转动聚光镜旋钮把聚光镜移入光路。

6. 当使用 40×或 100×荧光物镜观察时，应在标本和物镜间加上甘油，油中不能有影响观察的小泡或杂质，使用可甘油慢慢浸润一会，然后轻轻左右来回转动物镜转换器以排除气泡。

7. 荧光显微摄影　由于荧光图像一般均较明场观察暗得多，所以进行荧光显微摄影需要较长的曝光时间，在曝光时应注意避免仪器震动。为了缩短曝光时间，可选择倍率较低的摄影目镜或感光度较高的摄影胶片如 ASA 200 以上或 DIN 24 以上。荧光显微镜摄影技术对于记录荧光图像十分必要，由于荧光很易褪色减弱，要即时摄影记录结果。方法与普通显微摄影技术基本相同。因紫外光对荧光猝灭作用大，如 FITC 的标记物，在紫外光下照射 30 s，荧光亮度降低 50 %。所以，曝光速度太慢，就不能将荧光图像拍摄下来。一般研究型荧光显微镜都有半自动或全自动显微摄影系统装置。

8. 荧光图像的记录方法　荧光显微镜所看到的荧光图像，一是具有形态学特征，二是具有荧光的颜色和亮度，在判断结果时，必须将二者结合起来综合判断。结果记录根据主观指标，即凭工作者目力观察。作为一般定性观察，基本上是可靠的。随着科学技术的发展，在不同程度上采用客观指标记录判断结果，如用细胞分光光度计，图像分析仪等仪器。但这些仪器记录的结果，也必须结合主观的判断。

9. 使用结束，关闭所有电源，做好镜头和载物台的清洁工作，待灯室冷却至室温后，用防尘罩盖好显微镜，并做好使用记录。

五、注 意 事 项

1. 观察对象必须是可自发荧光或已被荧光染料染色的标本。

2. 载玻片、盖玻片及镜油应不含自发荧光杂质，载玻片的厚度应在 0.8～1.2 mm，太厚可吸收较多的光，并且不能使激发光在标本平面上聚焦。载玻片必须光洁，厚度均匀，无油渍或划痕。盖玻片厚度应在 0.17 mm 左右。

3. 选用效果最好的滤光片组。

4. 荧光标本一般不能长久保存，若持续长时间照射（尤其是紫外线）荧光逐渐减弱或者褪色。因此，如有条件则应先照相存档，再仔细观察标本。

5. 启动高压汞灯后，不得在 15 min 内将其关闭，一经关闭，必须待汞灯冷却后方可再开启。严禁频繁开闭，否则，会大大降低汞灯的寿命。

6. 若暂不观察标本时，可拉过阻光光帘阻挡光线。这样，既可避免对标本不必要的长时间照射，又减少了开闭汞灯的频率和次数。

7. 较长时间观察荧光标本时，一定要戴能阻挡紫外光的护目镜，加强对眼睛的保护。在未加入阻断滤光片前不要用眼直接观察，否则会损伤眼睛。

六、思 考 题

1. 荧光显微镜的两种滤光片各起什么作用?
2. 荧光显微镜的光源有什么特点?
3. 使用荧光显微镜时如何注意对眼睛的保护?

实验三　人类基因组DNA的提取与鉴定技术

一、实 验 目 的

学习并掌握人外周血基因组 DNA 的抽提技术。

二、实 验 原 理

临床常常需要从血液中抽提基因组 DNA，用于病症的辅助性分析和诊断。高质量的 DNA 是进行基因诊断的前提条件。提取 DNA 所需遵循的基本原则是：将蛋白质、脂类、糖类等杂质分离干净（杂质会干扰后续的 PCR、酶切、测序等实验），同时尽可能保持 DNA 分子一级结构的完整性。

蛋白酶 K 作为一种广谱蛋白酶，在 SDS 和 EDTA 存在的情况下保持很高的活性，可将细胞内的蛋白质降解成小的多肽和氨基酸。SDS 是离子型表面活性剂，可裂解细胞膜及核膜、解聚细胞中的核蛋白、抑制 DNA 酶活性、与蛋白质结合，使蛋白质变性而沉淀下来。

三、实验用品和材料

1. 器材　Eppendorf 试管、吸管、离心管、加样器、枪头、水浴箱、离心机、紫外分光光度计、电泳槽、电泳仪。

2. 试剂

（1）抗凝剂：EDTA 2 %（*w/v*）生理盐水抗凝剂。称取 0.859 g NaCl、2 g EDTA-Na_2，加双蒸水溶解至 100 ml。

10 ml 全血可用 1 ml 本试剂抗凝。亦可用医用人 ACD 抗凝剂抗凝。由于肝素会抑制限制性内切酶活性，因此一般不予采用。

（2）15 mmol / L EDTA 溶液（pH 8.0），15 mmol / L Tris-HCl 溶液（pH 8.0），15 mmol / L NaCl 溶液（简称 TES 溶液）。

用 0.5 mmol / L EDTA 溶液（pH 8.0），1 mol / L Tris-HCl 溶液（pH 8.0），3 mol / L NaCl 溶液稀释成 15 mmol / L TES 溶液。

（3）10 %（*w/v*）SDS。

（4）15 mmol / L TES 饱和酚：重蒸酚在热水浴（100℃中溶化后加入 1 / 3 体积的 15 mmol / L TES 溶液），充分混匀后，放冰箱中静置 6 h 以上。酚层在下，水层在上。吸掉上层多余的 TES 溶液，冰箱中避光保存备用。为防止酚被氧化成酮，可加少量 8-羟基喹啉（2～5 mmol / L）。

（5）蛋白酶 K。

（6）氯仿/异戊醇（24∶1，*v/v*），现配现用。

（7）10 mmol / L Tris-HCl 溶液，1 mmol / L EDTA 溶液（pH 7.5）（简称 TE 溶液）。

用 1 mol / L Tris-HCI 溶液（pH 7.5），0.5 mol / L EDTA 溶液（pH 7.5～8.0）稀释配制。

四、实验方法和步骤

1. 分离白细胞

（1）用 1～2 倍的生理盐水或磷酸缓冲的生理盐水（PBS）稀释抗凝血，并均匀混合。

（2）在 50 ml 离心管中加入 1 倍体积淋巴细胞分离液，在上面仔细铺一层 2 倍体积已稀释的血液。

（3）室温下，以 2000 r / min 离心 15～20 min，此时沉于管底应是红细胞，而分布于上层血浆与下层淋巴细胞分离液的界面应是白色的淋巴细胞。

（4） 吸弃血浆层，小心吸取淋巴细胞层，直至把淋巴细胞转移完全。

（5） 将淋巴细胞用生理盐水或 PBS 洗两次。

（6）最后得到的淋巴细胞沉淀，可立即用于 DNA 的提取，或冻存于超低温冰箱中，储存备用。

2. 提取 DNA

（1）用 5 ml 15 mol / L TES 溶液悬浮白细胞，加 250～350 pg（50～70 μg / ml）蛋白酶 K，10 % SDS 溶液（260 μl 左右）至终浓度 0.5 %，充分混匀。

（2）50℃水浴放置 3～5h。其间温和地振摇 2～3 次。

（3）室温下冷却至 40℃，加入等体积 15 mol / L TES 饱和酚。

（4）轻轻振摇，使水相和酚层充分混匀。

（5）4℃，5000～8000 r / min 离心 15～20 min。此时 DNA 位于溶液上层，酚位于下层，中间是变性蛋白层。

（6）用吸管小心吸取上层黏稠溶液，转移至另一离心管。注意尽量避免带出中间蛋白层。

（7）往 DNA 溶液再次加入等体积 15 mol / L TES 饱和酚抽提一次，并按（5）、（6）离心并吸至另一离心管。

（8）加等体积氯仿/异戊醇按步骤（4）、（5）抽提，离心 5 min。

（9）吸出 DNA 溶液后，再按步骤（8）抽提一次。

（10）用吸管将 DNA 溶液移至 Eppendorf 中，冰浴至 0℃。

（11）加 2.5 倍体积 95 %冷乙醇溶液震摇，可见 DNA 白色沉淀析出。

（12）用 75 %冷乙醇溶液清洗 3～4 次。

（13）室温干燥或冷冻干燥 DNA。

（14）加适量 TE 溶液溶解 DNA。

3. DNA 的鉴定及定量

（1）比色法：取 DNA 溶液 20 μl，加蒸馏水稀释至 400 μ1。以蒸馏水做空白，在紫外分光光度计上测定 OD_{260}、OD_{280}、 OD_{230} 三个数值。

对于纯 DNA，1 个 OD_{260}=50 μg / ml DNA，因此，DNA 含量应为：50 μg / ml×OD_{260}×稀释倍数。

按上述稀释 20 倍样品读数，50 μg / ml×20 倍等于 1 mg / ml，因此所读出的 OD_{260} 数值即为样品稀释前的浓度（mg / m1）。

例如：OD_{260} 数值为 0.54，则 DNA 浓度为 0.54 mg / ml。

根据含量计算总 DNA 的量。计算公式为：DNA 浓度量（mg / ml）×体积（ml）

例如：DNA 样品 0.5 ml，浓度为 0.54 mg / ml，则 DNA 总量为：

$$0.54\ \text{mg / ml} \times 0.5\ \text{ml} = 0.27\ \text{mg} = 270\ \mu\text{g}$$

经上述方法制备的 DNA OD_{260} / OD_{280} > 1.7，OD_{260} / OD_{230} > 2.0。OD_{260} / OD_{280} > 1.7 比值太小，说明样品中残存蛋白质较多；OD_{260} / OD_{230} 比值太小，说明样品中残存核苷酸、氨基酸或酚等有机杂质。

（2）电泳鉴定：可检测核酸的完整性和大小。取 2 μl 的 DNA 溶解液与适量上样缓冲液混合后，经 1%琼脂糖凝胶电泳。电泳结束后紫外光下观察，拍照；如果观察到一条清晰的电泳条带，无明显的拖尾，说明 DNA 完整性好（图 1-3-1）。

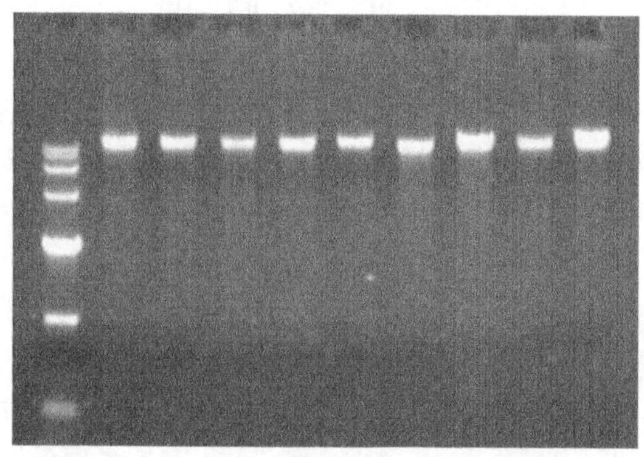

图 1-3-1 人血基因组 DNA 凝胶电泳图

五、注 意 事 项

1. 酚抽提前如果上清液太黏，不能和蛋白层分开时，可加入适量的 TES 稀释，然后再用酚抽提。

2. 保温应在 45～55℃。

3. DNA 提取时动作不可过猛，以防 DNA 分子被机械震动打碎。

4. 沉淀 DNA 时要小心操作，勿使纤维网断成小丝。

5. DNA 溶于 TE 溶液时可先浓一点，发现太浓时再加些 TE 溶液。这样可防止 DNA 样品因浓度太稀而无法进行后续实验，通常来讲，DNA 浓度为 0.4～0.6 mg / ml 最为理想。

6. DNA 样品在 TE 溶液中可稳定存在，通常在 4℃冰箱中可放置 1 年而不会降解。

六、思 考 题

1. 如何保证提取的 DNA 的质量？

2. 进行 DNA 提取时，操作上应注意哪些问题？

3. 说明 TE 的作用原理。

实验四　琼脂糖凝胶电泳技术

一、实 验 目 的

1. 了解琼脂糖凝胶电泳检测 DNA 的一般原理。

2. 掌握琼脂糖凝胶电泳检测技术。

二、实 验 原 理

DNA 分子携带负电荷，在一定电解质缓冲液存在的条件下，它可以以不同孔径琼脂糖为支持物由电源负极向正极移动。琼脂糖电泳是分离、鉴定和纯化 DNA 片段的常规方法。琼脂糖凝胶可以灌制成各种形状、大小和孔隙度。参数的选择主要取决于所分离片段的大小。

琼脂糖凝胶的分离范围较广，用各种浓度的琼脂糖凝胶可以分离长度为 200 bp 至近 50 kb 的 DNA。直接用低浓度的荧光嵌入染料溴化乙啶进行染色，可确定 DNA 在凝胶中的位置。少至 1～10 ng 的 DNA 条带即可直接在紫外灯下检出，还可以从凝胶中回收 DNA 条带，用于各种克隆操作。

三、实验用品和材料

1. 器材　稳压电泳仪、水平凝胶电泳槽、紫外线检测摄像装置。

2. 试剂　琼脂糖、5×TBE 或 TAE 电泳缓冲液、6×上样缓冲液、溴化乙啶（储存液 10 mg / ml）。

四、实验方法和步骤

1. 根据所需浓度称取一定量的琼脂糖，加入一定体积的 0.5×TBE 或 1×TBE 或其他电泳缓冲液，如 TAE。

2. 加热溶解琼脂糖。

3. 溶液冷却至 60℃，加入溴化乙啶至终浓度为 0.5 mg/ml。

4. 把制胶模具摆放好，插上梳子。

5. 将琼脂糖倒入模具，凝胶厚度一般约为 0.5 cm。

6. 室温下放置 30～45 min 后，琼脂糖溶液完全凝固，小心取出梳子，将凝胶放置于电泳槽中。加样孔位置在负极。

7. 加入电泳缓冲液（与琼脂糖凝胶的离子强度一致）至电泳槽中，让液面高于胶面 1 mm。

8. 在 DNA 样品中加入 1 / 6 的上样缓冲液，混匀后，用移液器将 DNA 样品加入样品孔中。同时将 DNA Marker 加在两侧的空样品孔中。

9. 接通电泳槽与电泳仪的电源，一般正极为红色，负极为黑色。切记 DNA 向正极泳动。采用 1～5 V / cm 的电压降（长度以两个电极之间的距离计算）。

10. 根据指示剂迁移的位置，判断是否中止电泳，切断电源后，再取出凝胶。直接于紫外灯下观察结果。

五、注 意 事 项

1. 电泳前要注意凝胶的位置是否摆放正确；接通电源后，应该观察正、负极铂金丝是否有气泡出现，以便确认是否电泳槽已经接通电源。

2. 溴化乙啶是一种强烈的诱变剂并有中度毒性，使用含有该染料的溶液时必须戴手套。

3. 紫外线对人眼和皮肤有一定的损害，观察结果时注意佩戴防护面罩等进行防护。

六、思 考 题

1. 琼脂糖电泳分离 DNA 的原理是什么?

2. 如何通过分析电泳图谱评判基因组 DNA、质粒 DNA 等提取物的质量?

实验五　聚合酶链反应（PCR）技术

一、实 验 目 的

学习并掌握 PCR 实验原理及技术路线。

二、实 验 原 理

聚合酶链反应（polymerase chain reaction，简称 PCR）技术是一种利用 DNA 变性和复性原理在体外进行特定的 DNA 片段高效扩增的技术，可检出微量靶序列（1 个 copy）。这一反应需要模板 DNA、寡核苷酸引物、dNTPs、DNA 聚合酶等原料，包括热变性、退火、引物延伸三个基本步骤的循环过程（图 1-5-1）。

三、实验用品和材料

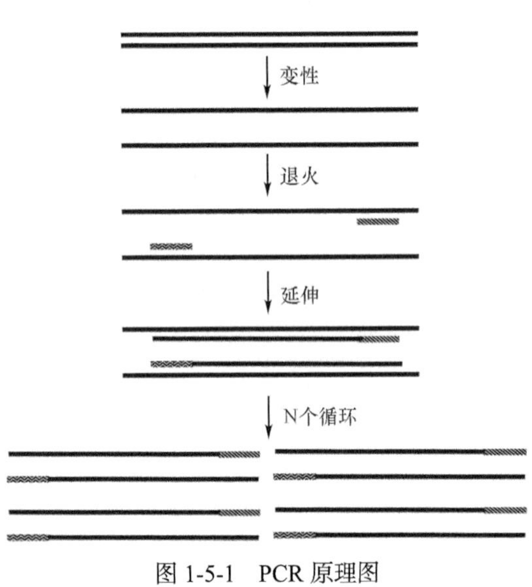

图 1-5-1　PCR 原理图

1. 器材　Eppendorf 管、加样器、旋涡混匀器、台式离心机、PCR 扩增仪、电泳仪、微型凝胶电泳槽、紫外线检测仪。

2. 试剂

（1）引物：通常长 18～26 个碱基，其浓度为 20 μmol /L PCR 体系。

（2）dNTPs（即 dATP、dGTP、dCTP、dTTP），配成 2 mmol / L 贮备液，用 NaOH 溶液调节 pH 至 8.3。

（3）10×Taq DNA 聚合酶缓冲液：含 KCl 溶液 500 mmol / L，Tris 100 mmol / L，$MgCl_2$ 25 mmol / L，用 HCl 调节 pH 至 8.3。

（4）Taq DNA 聚合酶。

（5）模板 DNA。如基因组 DNA（约 0.5 μg / μl 为宜）。

（6）5×TBE：每升含硼酸 27.5 g，Tris 54 g，0.05 mol / L EDTA（pH8.0） 20 ml。

（7）50×TAE。

（8）6×加样缓冲液。

试剂（1）～（4）应小量分装，保存于-20℃，试剂（5）～（8）可于 4℃保存。

四、实验方法和步骤

1. 在 0.5 ml Eppendorf 管中依次加入下列 PCR 反应原料：

（1）正向、逆向引物各 1.25μl。

（2）dNTPs 1～5 μl，使终浓度为 40～200 μmol / L。

（3）5 μl 10×缓冲液。

（4）0.5 μg 模板 DNA。

（5）用灭菌去离子水补充至总体积 50 μl。

用旋涡混匀器混合 20 s，8000 r / min 离心 10 s，于 95℃预变性 5 min。离心机 10000 rmp / min 离心 10 s，立即加入 Taq DNA 聚合酶 2 单位，混匀。离心机 8000 r / min 离心 10 s，立即开始如下循环：延伸—变性—退火。30 个循环结束后，反应在 70℃延长延伸时间至 7 min。

2. PCR 扩增效果一般采用微型凝胶电泳检查。用 1×TAE 缓冲液配制 2%琼脂糖（适用于扩增产物长 130～1000 bp）。取 5～10 μl PCR 产物混合液，加适量 6×加样缓冲液至一倍浓度，混匀后加样。电泳在 100 V 下进行 20 min，电泳完后，10 mg/ml 溴乙啶染色 10 min，紫外线灯下观察结果或拍照保存结果。当扩增产物短于 130 bp 时，宜用 6 %～12 % 聚丙烯酰胺凝胶电泳（PAGE）分析。缓冲液用 1×TBE。

五、注 意 事 项

1. 引物设计注意事项：

（1）引物序列的特异性要高。可利用在线引物设计网站设计引物，并进行计 Blast 序列同源性分析。

（2）引物长度通常在 18～25 个碱基，扩增片段的长度在 150～600 bp 最好（这个片段长度也是因实验的目的不同而不同，如果仅是检测基因的表达差异则以 150～600 bp 为最佳，如果后续是要研究某基因的功能，则要扩增基因的全长）。

（3）G、C 碱基占碱基总数的 50 %～60 %较为适宜。

（4）引物的 3’端应保持其特异性，避免有互补序列出现。

2. PCR 注意事项

（1）应采用无污染的试剂及水，不能混有任何蛋白酶、核酸酶、Taq DNA 聚合酶抑制剂以及能结合 DNA 的蛋白。基因组 DNA 模板量一般在 0.1～1μg，过多的模板会影响扩增的效果。

（2）反应试剂应分装成小量保存，以减少使用次数，防止污染和避免有些试剂反复冻融而影响 PCR 效果。

（3）退火温度主要决定于引物的长度及序列，通常较 Tm 值稍低，引物 Tm=4×（G+C）+2×（A+T）。如有非特异扩增产物，可适当升高退火温度。

（4）设计合成的引物序列中有错配碱基或小缺失、小插入或限制酶识别序列时，在前 3 至 5 个循环时，宜使用更低的退火温度，然后逐渐升高退火温度。这是在此类情况下取得最佳 PCR 效果的关键。

（5）延伸时间主要取决于所扩增 DNA 片段之长度。当片段长度 ≤400 bp 时，延伸 30 s 即可。400～1000 bp，延伸 60 s。更长时，可相应延长时间。

（6）Taq DNA 聚合酶加量过多会使非特异产物增加。

（7）实验用到的 Eppendorf 管及加样头都应高压灭菌，尤其不应污染有过去的 PCR 产物。

（8）微型凝胶检测 PCR 效果的方法虽简便快捷，但结果并非总是可靠。应认真细心操作。必要时可再次检查。

六、思 考 题

1. 简述聚合酶链反应技术的基本原理。
2. 比较人体内与人体外 DNA 复制的差异。
3. 思考聚合酶链反应技术的运用。

实验六　DNA 限制性内切酶酶切技术

一、实 验 目 的

理解和掌握 DNA 限制性内切酶酶切技术。

二、实 验 原 理

DNA 限制性内切酶酶切技术是基因分析中的关键步骤，酶切的好坏直接决定基因诊断是否准确可靠。内切酶是最关键的工具酶，具有严格的识别位点，并在识别位点内或附近切割双链 DNA。DNA 酶切是否完全决定基因诊断是否可靠。

三、实验用品和材料

1. 器材　Eppendmf 试管、离心管、吸管、加样器、枪头、离心机、水浴箱。

2. 试剂

（1）BRL 公司或华美公司 EcoR I 等限制酶。

（2）DNA 样品，浓度以 0.3～0.6 mg / ml 为宜。

（3）终止反应缓冲液：50 %（*v/v*）甘油溶液，200 mol / L EDTA 溶液（pH 8.0），0.5 % 溴酚蓝溶液。

四、实验方法和步骤

限制性内切酶降解 DNA 反应所需的一般条件列于表 1-6-1 中。

下面以在进行 Southern 印迹杂交时常采用的 50 μl 反应总体积为例。

1. 在一个 1.5 ml 塑料离心管中加入

0.5 μg / μl 基因组 DNA	24 μl（12 μg）
消毒双蒸水	13μl（使总体积达到 50 μl）
10×反应缓冲液	5 μl
1 mol / m1 BSA	5 μl
10 U / μ1 EcoRI	3 μl（30 U）

表 1-6-1　限制性内切酶反应要求的一般条件

条件内容	分析	制备
体积	20～100 μ1	0.5 ～5 ml
DNA	0.1 ～10 μg	10 ～500 μg
酶	2 ～5 U / μg DNA	2 ～5 U / μg DNA
Tris-HC1 pH7.5	2 ～50 mmo1 / L	50 mmo1 / L

续表

条件内容	分析	制备
$MgCl_2$	10 mmol / L	10 mmol / L
β-巯基乙醇	5 ～10 mmol / L	5 ～10 mmo / L
BSA	50 ～500 μg / mL	200 ～500 μg / mL
甘油	＜5%	＜5 %
NaCl	根据需要	根据需要
时间	1～5 h	1 ～5 h
温度	37℃	37℃

2. 混旋器上振荡，使其充分混匀。
3. 置 37℃水浴中保温反应 3～7 h。
4. 加 20 μl 终止反应缓冲液，或于 68℃水浴中保温 7 min，使内切酶失活。
5. 冷却至 4℃，准备电泳，亦可存放于 4℃冰箱中几小时。

五、注 意 事 项

1. 反应至 4 h，可取出 2 μl 用微型电泳检查反应是否完全，以决定是否需要再延长反应时间。

2. 加入 BSA 是为减少管壁对酶和 DNA 的吸附并增加酶的稳定性。

3. 反应总体积应根据 DNA 浓度而定。体积过大时，酶浓度不够，电泳孔也装不下。而体积太小，DNA 太浓，黏度大，形成网状结构，不利于用限制性内切酶的酶解。

4. 如果个别 DNA 样品 7 h 仍不能酶解，不应再加酶。而要检查是否存在其他影响内切酶活性的因素。

5. 保存在–20℃的内切酶一般不容易失活，但时间太久（1 年以上）酶活力会降低。检查酶活力的方法是按说明书条件用一定量的酶去降解一定量的商品入 DNA。

六、思 考 题

1. 什么是限制性内切酶?
2. DNA 限制性内切酶酶切原理是什么？影响限制性内切酶酶切的主要因素有哪些?

实验七　DNA 分子杂交技术

一、实 验 目 的

1. 掌握 DNA 分子杂交技术的基本原理；
2. 熟悉 DNA 分子杂交技术的实验方法。

二、实 验 原 理

核酸分子杂交技术（nucleic acid molecular hybridization）是检测核酸分子间序列同源性的一种技术，其基本原理是，具有互补碱基序列的核酸分子或片段，可以通过碱基对之间形成氢键，形成稳定的双链区。某些条件（如酸碱、有机溶剂、加热）可导致 DNA 双链间氢键断裂，但不涉及共价键的断裂，使 DNA 双链打开成单链，即 DNA 变性。变性 DNA 在适当条件下，两条单链可重新结合形成双螺旋结构，这一过程叫复性。热变性的 DNA 在复性时有时能恢复到原来的状态，有时并不能恢复到原来的状态，两条单链间只要有部分序列互补即可形成双螺旋，碱基不互补区域则形成突环，也就是发生了杂交。

杂交概念可概括为：具有一定互补顺序的核酸单链在液相或固液体系中按碱基配对原则结合成异源双链的过程。DNA 与 DNA 链、DNA 与 RNA 链、或两条 RNA 链之间，只要具有一定的互补顺序均可在适当条件下发生杂交。杂交的双方（即两条核酸链）可以均在溶液中，称为液相杂交。也可以是一方在固相支持物（如硝酸纤维膜或尼龙膜）上，而另一方在溶液中，称为固相杂交。固相杂交有可防止靶 DNA 自我复性、且易漂洗、检测方便的优点，因而被广泛应用。

杂交的一方常是待测的 DNA 或 RNA，另一方是检测用的 DNA 或 RNA 称为探针，探针是已知序列的 DNA 或 RNA 片段。它们常常是人工合成的特定寡聚核苷酸顺序，或是用分子克隆方法分离到的特定 DNA 顺序，这些特定核酸顺序在带上标记（放射性核素或非放射性核素，如生物素等）后，即可作为杂交探针。

Southern 印迹杂交是基因诊断中最常用的方法之一。它包括两个主要步骤：①把电泳分级的 DNA 转移到固相支持膜上；②与放射性核素标记的 DNA 探针杂交。

三、实验用品和材料

1. 器材　台式离心机，恒温水浴锅，电泳仪，水平电泳槽，杂交炉，杂交袋，尼龙膜或硝酸纤维素膜，转印迹装置，滤纸，吸水纸，紫外交联仪或 80℃烤箱，摇床，X 线胶片。

2. 试剂　限制性内切酶，DNA 加样缓冲液，DNA Ladder Marker。

（1）储存液：下述储存液可根据选用的杂交体系从中选择所需要的几种：

1）转印迹液 20×SSC（3 mol / L NaCl，0.3 mol / L 枸橼酸钠，pH7.0）。

2）0.5 mol / L 磷酸钠缓冲液，pH 6.5。

3）50×Denhart 试剂[1×Denhart 试剂 ＝0.02 %（*w/v*）BSA（牛血清白蛋白）；0.02 %

（*w/v*）Ficoll 400（聚蔗糖 400）；0.02 %聚乙烯吡哆烷酮]。

4）4 mg / ml 超声热变性的鲑精 DNA（SSD）：按 5 mg / ml（*w/v*）称鲑精 DNA 溶于水中，加热至 60℃ 左右，搅拌溶解，用超声破碎。SSD 就能被打断为 200 bp 左右的片段。可用微型电泳检查，DNA 集中在溴酚蓝指示剂前端为宜，补足损失的水分，放冰箱中保存备用。

5）甲酰胺（分析纯）。

6）10 % SDS 溶液。

7）0.5 ml / L EDTA·Na_2溶液，pH 8.0。

8）葡聚糖硫酸酯。

（2）杂交液

1）无甲酰胺体系（杂交温度一般为 68℃）：

预杂交液：6×SSC，100 μg / ml SSD 溶液，5×Denhart 溶液，0.5 % SDS 浴液。

杂交液：6×SSC，100 μg / ml SSD 溶液，5×Denhart 溶液，0.5 % SDS 溶液，10 mol / L EDTA 溶液（pH 8.0），（1～2）×10^6 cpm / ml 热变性的 ^{32}P 标记的 DNA 探针。

热变性 DNA 方法是：把标记好的 DNA 探针在沸水浴中煮沸 5～7 min，在冷浴中骤冷。

2）甲酰胺体系（杂交温度一般在 42℃）：

预杂交液：5×SSC，5×Denhart 试剂，200 μg / ml SSD 溶液，30 mmol / L 磷酸钠缓冲液（pH 6.5），50 % 甲酰胺。

杂交液：5×SSC，5×Denhart 试剂，100 μg / ml SSD 溶液，30 mmol / L 磷酸钠缓冲液（pH 6.5），50 % 甲酰胺溶液，（1～2）×10^6 cpm / ml 热变性的 ^{32}P 标记 DNA 探针。

有时，在杂交液中加入 10 % 葡聚硫酸酯溶液（必须全部溶解），可以加快杂交速度，缩短杂交时间。

四、实验方法和步骤

1. 预杂交和 DNA 分子杂交

（1）将转移好并烘烤过的硝酸纤维膜（或尼龙膜）封入塑料袋中，每边各留 2～4 mm 空隙。灌注预杂交液及杂交液的一边留约 1 cm。在角上剪开小口，用于灌注预杂交液，并从切口处赶走气泡，用封膜机封口，浸入水浴中。

（2）在适当温度（甲酰胺体系中 42℃，非甲酰胺体系中 68℃）预杂交 4～20 h。

（3）在杂交袋一角剪一小口，倒出预杂交液，再加入含有标记探针的杂交液，赶出气泡后封口。在同预杂交相同的温度下杂交适当时间。一般情况是：在杂交液中有 10 %葡聚糖硫酸酯的情况下，杂交 16～20 h，不含葡聚糖硫酸酯时杂交 2 d，为提高杂交效果，可在恒温振荡水浴中进行杂交。

2. 杂交后洗膜

（1）杂交结束后，取出杂交袋，剪一小口，倒出杂交液，剪开袋的三侧，取出硝酸膜，放于 2×SSC～（？）0.2 % SDS 溶液中，室温下漂洗 3～4 次，每次漂洗 3 h～5 h。

（2）进行保温冲洗：保温冲洗时温度、时间及 SSC 溶液浓度的选择关系到杂交的成败，要根据具体情况而定。

较温和的冲洗条件，可选用 1×SSC～（？）0.2 % SDS 溶液，在 65℃冲洗 2 次，每次 10 h。较强烈的冲洗条件，可选用 0.1×SSC～0.2 % SDS 浴液，在 65℃冲洗 2 次，每次 10 h。居中的冲洗条件有时选用 0.1×SSC～0.2 % SDS 溶液，在 55℃冲洗 2 次，每次 15 min。

（3）完成冲洗后，把硝酸纤维膜放在滤纸上晾干，用保鲜膜覆盖，于增感屏中在−70℃放射自显影。

3. 放射自显影　硝酸纤维膜上与特定序列杂交的 ^{32}P 标记探针可用两种方法探测：液闪仪记数或放射自显影。点杂交时，用液闪仪测定放射性计数即可算出 DNA 探针数量。若待测基因拷贝数相差很多时，液闪仪记数可直接比较两种标本的基因拷贝数的差别。

最常用的探测方法是放射自显影。将 X 线胶片与杂交后的膜包在一起，在暗处 ^{32}P 放射出的 β 射线使 X 线胶片感光，待测基因的位置上便形成黑色条带。这种方法分辨率很高，能探测到 10^{-12}g 靶 DNA 序列，放射自显影是目前最灵敏的手段。

放射自显影操作方法：

（1）杂交后清洗过的硝酸纤维膜在室温下晾干，包一层保鲜膜，以防止污染增感屏。

（2）把硝酸纤维膜固定于一片增感屏上。在暗室中把一张 X 线胶片放于膜上，盖上另一张增感屏，盖紧暗盒。要保证膜及 X 线片不会相对移动。

（3）暗盒置−70℃冰箱中放射自显影 2～7 d。

（4）在 X 线胶片显影液中显影 2～4 min。

（5）在 1.5 %醋酸中停显 1 min。

（6）在定影液中定影 20 min。

（7）胶片用清水冲洗 20 min，晾干。

五、注 意 事 项

使用增感屏增加曝光速度，提高 ^{32}P 的探测灵敏度。增感屏的光洁面是用钨等稀土元素的磷酸盐制成，在捕获了 β 射线后，可发射荧光，从而使 X 线胶片曝光。使用增感屏时应让两个光洁面相对，X 线胶片放在光面之间。这样可使 ^{32}P 的灵敏度提高 8～10 倍，只用一个增感屏，能提高 4～5 倍。

温度越高，荧光寿命越短。为延长荧光的作用时间，一般在−70℃冰箱中进行放射自显影。如果没有−70℃冰箱，其他低温设备也可以，越低越好。如果不用增感屏，就不需要低温下放射自显影。

放射自显影过程中要尽量避免移动或碰撞暗盒，以免 X 线胶片或膜在盒内移动位置，造成“重影”现象。

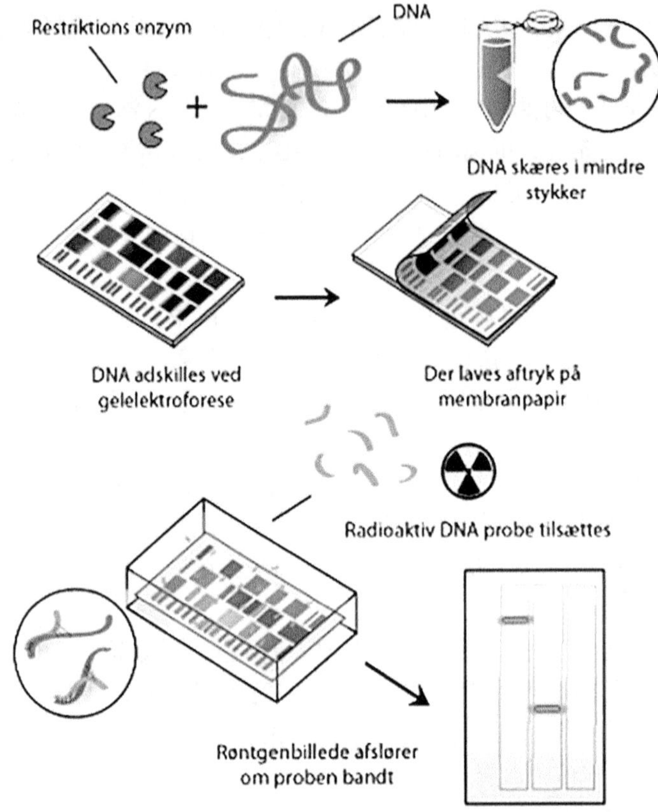

图 1-7-1　Southern 印迹杂交实验方法

六、思　考　题

1. DNA 分子杂交技术的基本原理是什么？

2. 将 DNA 分子杂交实验结果以简图画于实验报告，并通过对实验结果的分析得出结论。

实验八　聚丙烯酰胺凝胶电泳技术

一、实 验 目 的

1. 学习电泳原理和技术。
2. 学习和掌握 SDS-聚丙烯酰胺凝胶圆盘电泳分离蛋白质技术。

二、实 验 原 理

聚丙烯酰胺凝胶是由丙烯酰胺（简称 Acr）单体和少量交联剂甲叉双丙烯酰胺（简称 Bis）通过化学催化剂（过硫酸铵），四甲基乙二胺（TEMED）作为加速剂或光催化聚合作用形成的三维空间的高聚物。聚合后的聚丙烯酰胺凝胶形成网状结构。具有浓缩效应、电荷效应、分子筛效应。血清蛋白在聚丙烯酰胺凝胶电泳一般可分成 12～25 个组分。因此适用于不同相对分子质量物质的分离，且分离效果好。

人工合成聚丙烯酰胺凝胶的化学体系的组成及功能：

Acr：丙烯酰胺，Bis：甲叉双丙烯酰胺，AP：过硫酸铵——化学催化剂，TEMED：四甲基乙二胺——加速剂，SDS 是一种阴离子去垢剂，SO_3^{2-}带负电荷。在含有强还原剂的 SDS 溶液中可形成 SDS-蛋白质复合物。由于结合大量带负电荷的 SDS，好比蛋白质穿上带负电的“外衣”，蛋白质本身带有的电荷则被掩盖了。从而起到消除各蛋白质分子之间自身的电荷差异的作用。

三、实验用品和材料

1. 器材　圆盘电泳槽（或垂直板电泳槽）、稳压稳流电泳仪 、脱色摇床。

2. 试剂

（1）30%丙烯酰胺混合液（Acr：Bis 为 29：1）：称取丙烯酰胺（Acr）29 g 及甲叉丙烯酰胺（Bis）1.0 g，用去离子水溶解并稀释至 100 ml，贮棕色瓶中于 4℃保存，可用一个月。

（2）1.5 mol / L pH8.8 Tris - HCl 缓冲液：取 1 mol / L HCL 溶液 48 ml、三羟甲基（Tris）36.6 g，加双蒸馏水至 80 ml 使其溶解，调 pH 至 8.8，然后用双蒸馏水稀释至 100 ml，置棕色瓶中，4℃贮存。

（3）1.0 mol / L pH 6.8 Tris - HCl 缓冲液：取 1 mol / L HCL 溶液 48 ml，Tris 5.98 g，加双蒸馏水至 80 ml，调 pH6.8，用双蒸馏水稀释至 100 ml，置棕色瓶中，4℃ 贮存。

（4）Tris - 甘氨酸电泳缓冲液：称取 Tris 6 g、甘氨酸 28.8 g，加蒸馏水 850 ml，调 pH 至 8.3，加蒸馏水到 1000 ml，4℃ 贮存，用时可做 10 倍稀释。

（5）10 % 过硫酸铵（AP）。

（6）10 % SDS（十二烷基磺酸钠）：称取 SDS 10 g，加蒸馏水 100 ml 使其溶解。

（7）四甲基乙二胺（TEMED）。

（8）上样缓冲液：取 1.0 mol / L pH 6.8 Tris - HCl 缓冲液 6.25 ml，蔗糖 10 g，SDS 2.3 g，1 g / L 溴酚蓝 10 ml，加蒸馏水溶解，混合至 100 ml。

（9）考马斯亮蓝染色试剂：考马斯亮蓝 R250 染色液：浓度为 2.5 g / L，用甲醇：醋酸：蒸馏水=5：1：5 的溶液配制（*w/v*）。

（10）脱色液：取冰醋酸 7.5 ml、甲醇 5 ml，加蒸馏水至 100 ml。

（11）样品：人血清。

（12）蛋白质分子量标志物：市售中分子量蛋白质分子量标志物。也可选择 5 种以上的已知分子量蛋白质自行配制，注意其分子量分布要能满足需要，各种蛋白质的浓度基本相等。

四、实验方法和步骤

1. 准备垂直电泳槽、电泳仪。
2. 凝胶制备　按表 1-8-1 分别配制分离胶和浓缩胶。

表 1-8-1 分离胶和浓缩胶制备

成分	分离胶（12 % 5 ml）	浓缩胶（5 % 2 ml）
ddH_2O	1.6 ml	1.4 ml
30 % 混合液	2.0 ml	0.33 ml
1.5 mol / L，pH 8.8	Tris-HCl，1.3 ml	1.0 mol / L，pH 6.8，Tris-HCl 0.25 ml
10 % SDS	50 μl	20 μl
10 % Ap	50 μl	20 μl
TEMED	4 μl	4 μl

注：边配边平摇烧杯混匀，配好胶后迅速用滴管灌胶。

3. 灌胶　先将胶管（5mm×90 mm）封好底，将配制好的分离胶液灌注入胶管内，约 70 mm 高度（掌握分离胶的高度），在凝胶表面轻轻加一层正丁醇液（3～4 mm）。用于隔绝空气，使胶面平整。室温下静置约 30～60 min。观察胶和正丁醇之间的界面，判断胶是否凝固。要在确认分离胶彻底凝固后才开始配制浓缩胶。

分离胶凝固好后，倒掉覆盖在分离胶表面的正丁醇，并用去离子水冲洗一次，倒置吸净残留的水。将配制好的浓缩胶液灌注入胶管内（约 15 mm），在凝胶表面轻轻加一层正丁醇液（3～4 mm），用于隔绝空气，使胶面平整。室温下静置约 30～60 min。观察胶和正丁醇之间的界面，判断胶是否凝固。胶凝固好后，倒掉覆盖在胶表面的正丁醇，并用去离子水冲洗一次，倒置吸净残留的水，准备加样。

4. 样品预处理和加样　取血清 0.1 ml、上样缓冲液 0.9 ml，混匀，在沸水中煮沸 5 min。

将胶管封底去掉，放入圆盘电泳槽中，套紧，不能有空的孔，将 Tris-甘氨酸电泳缓冲液加入圆盘电泳上、下槽中，电泳缓冲液要盖过胶管口，然后用微量加样器（或注射器）将样品 10 μl 加到胶管胶面内。

5. 电泳　上槽接负极，下槽接正极，先调电压为 8 v / cm 浓缩胶，开始电泳，当指示染料进入分离胶后，将电压增加到 15 v / cm 分离胶胶，继续电泳直至染料抵达距分离胶下端约 1 cm 处，停止电泳，断开电源。电泳时间为 1.0～1.5 h。

6. 考马斯亮蓝染色　电泳结束后，取出电泳胶管，用长注射器针剥胶，一边注水一边推胶，直至胶出。将胶移至大培养皿中，精确量取并记录凝胶长度和指示染料的迁移距离（分离胶上缘到染料条带中心距离），然后将凝胶板浸入考马斯亮蓝染色液中 0.5～1 h，再用脱色液脱色 1～2 天，至背景无色为止。区带可作定性或定量分析。

7. 校正曲线的数据处理和分子量测定　精确量取并记录染色后凝胶长度、各标志蛋白质和各待测蛋白质区带的迁移距离（分离胶上缘到各蛋白质区带中心）。按下式计算各蛋白质的相对迁移率（Rm 值）。相对迁移率（Rm 值）=样品迁移距离（cm）/染料迁移距离（cm）。

在半对数纸上，以各标志蛋白质的 Rm 值为横坐标（普通尺度），相应的分子量为纵坐标（对数尺刻度）作图，即得分子量校正曲线。根据各待测蛋白质的 Rm 值，查此校正曲线，可求各待测蛋白质的相对分子量。

五、注 意 事 项

1. 制胶过程中用正丁醇封住胶面是为了阻止空气中的氧气对凝胶聚合的抑制作用。

2. 本法也适合于其他生物样品中蛋白质的分析。上样量不宜过大，否则会出现过载现象。尤其是考马斯亮蓝 R250 染色，在蛋白质浓度过高时，染料与蛋白质的氨基（-NH）形成的静电键不稳定，其结合不符合 Beer 定律，使蛋白质量不准确。

3. Acr 和 Bis 有神经毒性，可经皮肤、呼吸道等吸收，故操作时要注意保护。

表 1-8-2　分子量范围与凝胶浓度的关系

蛋白质		核酸（RNA）	
分子量范围	适用的凝胶浓度 /（%）	分子量范围	适用的凝胶浓度 /（%）
$<10^4$	20～30	$<10^4$	15～20
（1～4）$\times10^4$	15～20	10^4～10^5	5～10
（1～5）$\times10^4$～1×10^5	10～15	10^5～2×10^6	2～2.6
1×10^5	5～10	$>5\times10^5$	2～5

六、思 考 题

1. 电泳时，为什么要把上层电泳槽接在负极上？

2. 聚丙烯酰胺凝胶具有高分辨率的三个因素是什么？

第二篇　验证性实验

实验九　人类外周血淋巴细胞的培养及染色体标本制备

一、实验目的

1. 掌握人体外周血淋巴细胞染色体标本制备的方法。
2. 熟悉人体外周血淋巴细胞培养的方法和步骤。

二、实验原理

外周血中的淋巴细胞几乎都是处在 G_0 期或 G_1 期，一般情况下是不分裂的。当在培养基中加入植物凝集素（PHA）时，这种小淋巴细胞受到刺激后转化为淋巴母细胞，并开始进行有丝分裂。经过短期培养后，用秋水仙素处理就可获得大量中期分裂象的细胞，制片后可以清楚地对染色体进行观察与分析。G 显带是最常用的显带技术，染色体经胰蛋白酶处理后，用一种能结合 DNA 的化学染料 Giemsa 染液，使染色体呈深浅不同的带型。

三、实验用品与材料

1. 仪器　超净工作台、恒温培养箱、电热恒温水箱、电热鼓风干燥箱、冰箱、离心机、小型吸引器、显微镜、酒精灯、5 ml 无菌注射器、肝素抗凝管、1 ml 注射器、试管架、离心管、吸管、量筒、可调加液器、载玻片（按程序洗净后浸泡在双蒸水中置于 4℃备用）、玻片盒、立式染缸等。

2. 试剂

（1）外周血淋巴细胞培养基：详见外周血淋巴细胞培养基配制操作流程，使用前须在 37℃水浴箱中预热。

（2）秋水仙素：浓度 20μg / ml。

（3）低渗液：0.075 mol / L 的 KCl 溶液，使用前须在 37℃水浴箱中预热。

（4）卡诺固定液（甲醇：冰醋酸=3：1）（现配现用）。

（5）Giemsa 染液：临用前用双蒸水将原液稀释成 6%。

四、实验方法与步骤

培养及细胞学操作（图 2-9-1）。

1. 接种与培养

（1）采血：抽取外周血 2～3 ml 于无菌肝素抗凝管中，颠倒混匀。肝素抗凝管及以下使用的离心管上均须标注患者的姓名、编号。

（2）接种：在酒精灯火焰旁，用 5 ml 一次性无菌注射器于肝素管中抽出约 1ml 外周血，接种 0.5 ml（25～30 滴）于含 5 ml 培养基的培养瓶中，轻轻水平摇动，混匀。一个标本一般要接种 2 瓶，在 2 个培养箱中独立培养。

（3）培养：在 37℃恒温培养箱中静置培养 68～72 h。余血保存在 4℃冰箱内，至检验结束发出报告后方可丢弃。

2. 收获

（1） 终止培养前 2～3 h，加入 20 μg / ml 的秋水仙素 50 μl，轻轻摇匀后继续培养 2～3 小时。

（2）将细胞悬液移入 15 ml 尖底离心管中，室温 1800 r / min 离心 10 min，弃上清。

（3）加入 37℃ 预热的 0.075 mol / L KCl 低渗液 8 ml，用吸管充分吹打混匀，37℃ 水浴箱水浴低渗 30 min。

（4）预固定：在上述细胞悬液中加入 1 m1 新鲜配制的卡诺固定液，轻轻用吸管混匀，室温 2500 r / min，离心 10 min，弃上清。

（5）固定：加入固定液 8 ml，轻轻混匀，室温下静置过夜。

3. 制片

（1）室温 2800 r / min，离心 10 min，弃上清。

（2）再固定：加入固定液 8 ml，轻轻混匀。

（3）制悬液：室温 2800 r / min，离心 10 min，弃上清，加入 0.5～1 ml（根据细胞量增、减）固定液，用吸管轻轻混匀制成细胞悬液，取出冰玻片，每片上滴悬液 3 滴，每管悬液滴 3 张片，置 75～85℃ 电热鼓风干燥箱（根据湿度、室内气温调节温度）干燥后取出，玻片冷却后标注被检者编号及片号。

（4）烤片：75℃ 电热鼓风干燥箱烤片 2～3 h。

（5）染色：标本用 1：10 Giemsa 染液（1 份 Giemsa 原液：10 份 pH7.4 的磷酸缓冲液），染色 10 min。自来水冲净，干后镜检。

（6）观察：先在低倍镜下观察、选择染色体分散好、无胞浆背景的中期分裂象，然后换高倍、油镜观察染色体形态，在显微镜下计数、分组和

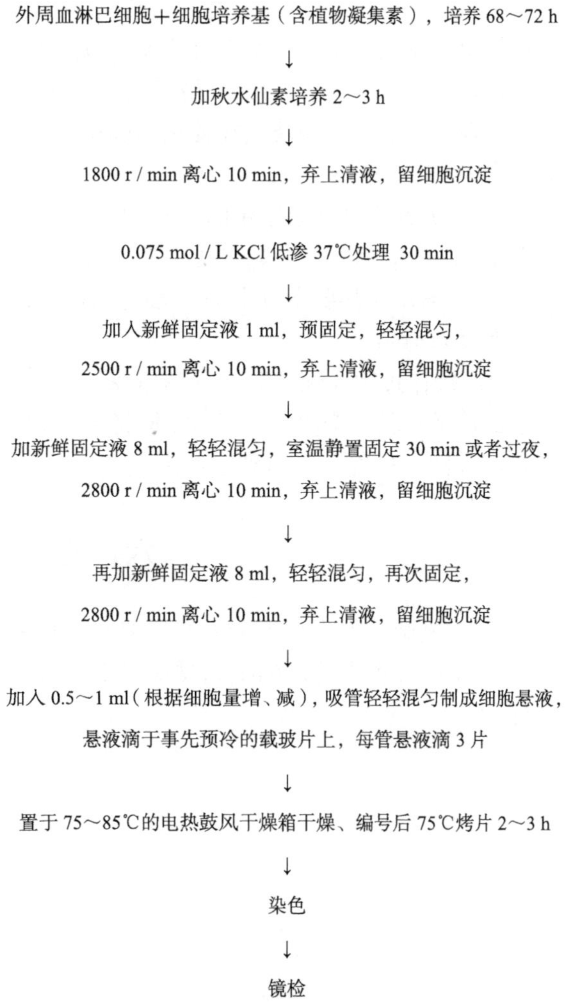

外周血淋巴细胞＋细胞培养基（含植物凝集素），培养 68～72 h

↓

加秋水仙素培养 2～3 h

↓

1800 r / min 离心 10 min，弃上清液，留细胞沉淀

↓

0.075 mol / L KCl 低渗 37℃处理 30 min

↓

加入新鲜固定液 1 ml，预固定，轻轻混匀，

2500 r / min 离心 10 min，弃上清液，留细胞沉淀

↓

加新鲜固定液 8 ml，轻轻混匀，室温静置固定 30 min 或者过夜，

2800 r / min 离心 10 min，弃上清液，留细胞沉淀

↓

再加新鲜固定液 8 ml，轻轻混匀，再次固定，

2800 r / min 离心 10 min，弃上清液，留细胞沉淀

↓

加入 0.5～1 ml（根据细胞量增、减），吸管轻轻混匀制成细胞悬液，

悬液滴于事先预冷的载玻片上，每管悬液滴 3 片

↓

置于 75～85℃的电热鼓风干燥箱干燥、编号后 75℃烤片 2～3 h

↓

染色

↓

镜检

图 2-9-1 人体外周血淋巴细胞染色体标本制备方法流程图

性别鉴定。

五、注 意 事 项

1. 植物凝集素（PHA）的质量和浓度是体外淋巴细胞培养成败的关键问题，因此，盐水提取物一般冰冻保存的时间不宜过长，时间长了效价减低。

2. PHA 浓度过高可能会导致红细胞凝集，其浓度一般用 1%～2%，每毫升培养液加 0.2～0.4 ml。

3. 秋水仙素溶液浓度和处理时间。一般最终浓度每毫升培养液 0.1～0.2 μg 为宜，作用时间为 3～5 h。秋水仙素溶液的浓度与处理时间有一定的关系。如果处理时间太短，则标本中的分裂中期细胞就少，如果处理时间过长，则标本中的分裂中期细胞虽多，但其染色体缩得太短，以致形态特征模糊，难以分辨。

4. 严格控制培养温度在 37 ± 0. 5℃。

5. 双蒸水必须用玻璃蒸馏器制备，pH 应在 6～7。

6. 低渗步骤极为重要，关系到染色体分散的好坏，低渗不够，染色体分散不够，低渗过度，会造成细胞破裂，发生染色体丢失。因此，低渗液浓度与低渗的时间应掌握适当。

7. 离心机速度不宜过快，最好用水平式的。速度太快细胞团不易打散，但速度太慢会造成细胞易丢失；固定液应在使用前新鲜配制，固定一定要彻底、固定时细胞要吹打均匀。若打散不够，则容易在玻片上集结。

8. 用吸管吹打分散细胞时不可用力过猛，否则细胞易破碎，以致染色体数目不完整；培养液的 pH 应掌握在 7.4 ± 0.1 左右，pH 偏酸发育不良，偏碱时细胞出现轻度固缩。

9. 玻璃器皿都要十分干净、无酸，所用试剂以分析纯为好。载玻片必须保证洁净，否则染色体难分散。

10. 操作过程应保持高度无菌概念，严防细菌和病毒污染；在外周血培养中，PHA 对淋巴细胞的作用，个体差异较大。同样方法和条件，分裂象多少及分散情况不一样。因此，若首次失败，应充分考虑到这些因素。

六、思 考 题

1. 在显微镜下观察 1 个中期分裂象，计数染色体数目，绘制简图，标记出每组染色体。

2. 实验过程中使用的植物凝集素（PHA）、秋水仙素和 0.075 mol / L KCl 溶液各有什么作用?

实验十　人类非显带染色体的核型分析

一、实 验 目 的

1. 掌握正常人中期染色体的形态结构与数目。
2. 掌握 Denver 体制中人类染色体的分类、分组标准。
3. 掌握非显带染色体核型分析的方法。

二、实 验 原 理

人的体细胞中 23 对染色体的形态结构（包括长度、着丝粒的位置、随体的有无及大小等）都各有自己的特征。人类染色体非显带核型分析是将有丝分裂中期细胞中的所有染色体根据染色体的大小、形态、有无随体等特征，将它们全部分组编号，并将染色体剪下按照顺序成对的贴好成为染色体的核型图，然后对核型图进行判定分析确定其核型。利用非显带染色体核型分析，可以检查染色体数目正常与否，而且还可以发现较明显的染色体结构畸变以及判断性别等。

三、实验用品和材料

1. 器材　擦镜纸、剪刀、镊子、胶水、尺子、受检人染色体中期分裂象的照片（图 2-10-1）。

2. 试剂　香柏油、二甲苯。

四、实验内容与方法

1. 正常人染色体标本的观察　取一块外周血淋巴细胞的染色体玻片，首先在低倍镜下观察并选择清晰的中期分裂象，然后转油镜仔细观察染色体的基本形态特征，区分出中央着丝粒、亚中央着丝粒、近端着丝粒三种类型的染色体。

2. 人类非显带染色体核型分析

（1）正常人体细胞染色体的分组：人类体细胞中的 46 条染色体分为 23 对，其中 22 对为男女共有称之为常染色体，依次将它们编号为 1～22 号；另一对与性别有关的染色体称为性染色体，女性为 XX，男性为 XY。Denver 体制主要根据染色体的大小和着丝粒的位置等特点，将一个体细胞中的 23 对染色体分为 A、B、C、D、E、F、G 七个组（图 2-10-1）。

A 组　包括 No. 1～3，是最大的一组染色体。No. 1 是最大的中央着丝粒染色体；No. 2 是最大的亚中央着丝粒染色体；No. 3 是该组中次大的中央着丝粒染色体。彼此间易区分。

B 组　包括 No. 4～5，均是次大的亚中央着丝粒染色体，它们的短臂较短，No. 4 染色体短臂稍微长于 No. 5 染色体的短臂，彼此之间不易区分。

C 组　包括 No. 6～12 和 X，全都是中等大小的亚中央着丝粒染色体，该组染色体的大小和形态较为接近，彼此间难以区分。一般来说，6、7、8 和 11 号染色体的短臂要长于 9、10、12 号。而 X 染色体的大小是介于 No. 7 和 No. 8 染色体之间。

D 组 包括 No. 13～15，都是中型大小的近端着丝粒染色体，其重要的形态特征是短臂末端可见随体。

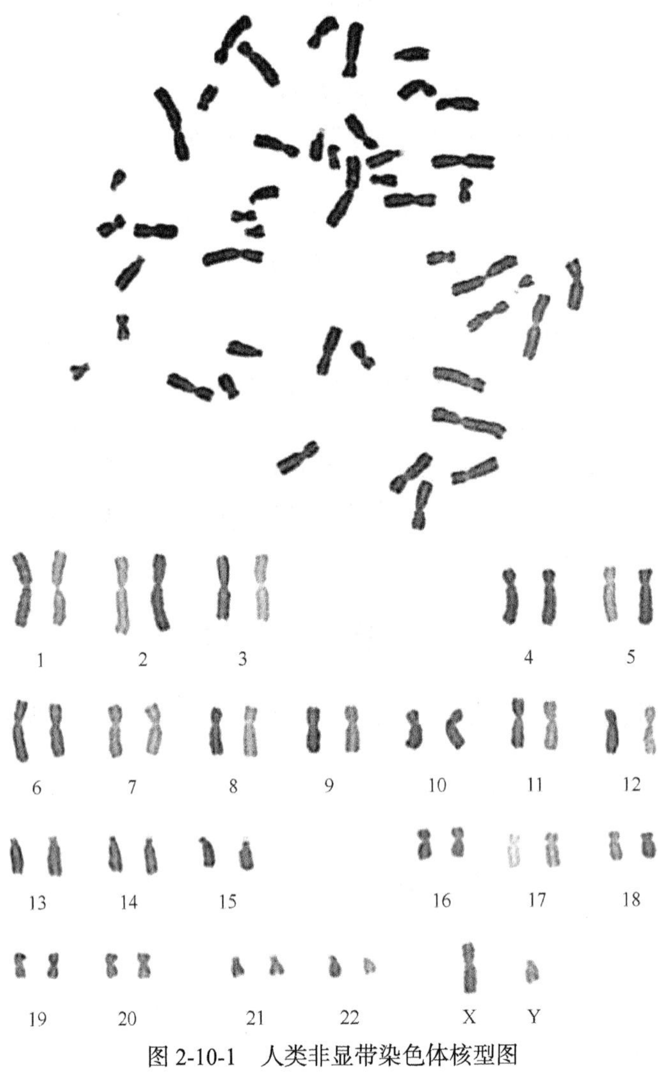

图 2-10-1 人类非显带染色体核型图

E 组 包括 No. 16～18，是较小型的一组染色体。其中 16 号为中央着丝粒染色体；17、18 号为亚中央着丝粒染色体，17 号的短臂很明显，18 号短臂很小其着丝粒的位置很接近近端着丝粒染色体。彼此之间易于区分。

F 组 包括 No. 19～20，是最小型的中央着丝粒染色体，彼此之间不易区别开来。

G 组 包括 No. 21～22 和 Y，是最小的一组染色体，在 No. 21 和 No. 22 染色体是近端着丝粒染色体，短臂上可见到随体，No. 22 稍大于 No. 21，Y 染色体是近端着丝粒染色体，其大小变异很大，大到与 13 号染色体相当，小到小于 21 号染色体。在 G 组中可以根据以下几个特征识别 Y 染色体：①一般来说该组中 Y 染色体最大；②通常比同一个细胞内的其他染色体染色更深；③No.21、22 两条染色体的长臂常常呈分叉状，而 Y 染色体的长臂一般更为靠拢，近乎平行；④无随体。在人类的全部染色体中，Y 染色体大小变化的范围最大，但同一个体的不同分裂象中的 Y 染色体大小却是十分恒定的。

（2）非显带核型分析的方法与步骤

1）染色体计数：拿一张染色体中期分裂象的照片，按照染色体的自然分布的位置大致将其分为几个区域，数好各区中的染色体数，然后加在一起得到染色体总数。

2）分析、配对、编号：根据前述各组染色体的形态大小特征，在照片中找出各同源染色体配对并在旁边用铅笔写上其编号。

3）剪贴：把已确定编号的染色体逐一剪下，按照染色体的分组编号顺序从大到小、短臂朝上长臂朝下，贴在作业本上。性染色体在剪贴时即可将其贴在所属组的最后，也可将它们抽出进行单独的排列。

4）结论：剪贴完成后，在作业本上写出个人所分析的照片中染色体的核型，最后写出你的诊断结果（受检人是否正常，若不正常患的是何种染色体病）。

五、注意事项

剪贴时，一般先可剪贴 A、B、D、E、F、G 这六组染色体，因为 C 组的各号染色体之间由于大小形态较为接近故难以辨别，所以可将该组放在最后剪贴。

六、思考题

1. 什么是核型分析？它有何意义？
2. 人类体细胞中的染色体可分为哪几个组？每组各包含哪些染色体有何特征？

实验十一 人类G显带染色体标本的制备与观察

一、实 验 目 的

1. 初步掌握人类染色体 G 带标本制备技术。
2. 了解人类各号染色体的 G 带带型特征。

二、实 验 原 理

染色体显带技术是指用各种特殊的染色方法使染色体沿长轴显现出一条条明暗交替或深浅相间的带。自 1968 年 Caspersson 首创了 Q 显带技术后，染色体显带技术有了很大的发展，又有了 G 带、R 带、T 带、C 带、N 带等众多的显带技术。其中由于 G 带技术操作简便、带纹清晰、且标本利于长期保存，是目前被广泛应用的一种带型。

人类染色体经过胰蛋白酶或者乙二胺四乙酸二钠（EDTA）处理后，再用 Giemsa 染色后，染色体上就会显示出深浅交替的横纹，即染色体的 G 带。因为每种染色体都具有较为恒定的带纹特征，所以染色体 G 显带后，可以比较准确地识别各条染色体，也可发现染色体上发生的较细微的结构畸变。

三、实验用品和材料

1. 器材：烤箱、恒温水浴锅、染液缸、显微镜、滴管、镊子。
2. 试剂：2.5 %胰酶溶液、1 mol / L $NaHCO_3$、生理盐水、10 % Giemsa 染液。
3. 标本：外周血培养按常规法制作染色体标本（白片）。

四、实验方法与步骤

1. 将按实验九制作的人中期染色体标本（未经染色的白片）置 75℃的烤箱内处理 2～3 h。

2. 用 0.85 %的 NaCl 溶液将浓度为 1 %的胰酶储存液稀释成 0.05 %，加入 0.4 %的酚红作指示剂（2 滴 / 50ml），混匀，然后用 0.1 mol / L 的 NaOH 将溶液 pH 调至 7.2～7.4，倒入立式染色缸内。

3. 将生理盐水倒入立式染色缸内。

4. 将配制好的 Giemsa 工作液倒入立式染色缸内。

5. 将所有染色缸置 37℃恒温水浴箱中预热。

6. 随机挑取 3～4 张玻片标本在已预热的胰酶溶液中分区浸泡 2～4 min，以便摸索最佳消化时间。

7. 立即放入生理盐水中漂洗，洗去多余的胰酶消化液。

8. 立即投入 Giemsa 染色缸中染色 5 min。

9. 用自来水冲洗掉多余的染液，晾干，镜检，选取合适的胰酶消化时间后将剩余玻片按上述消化、漂洗、染色操作进行。

10. 将玻片按标本编号存放置玻片盒内待检。

镜检判断显带效果，在低倍镜下选择分散良好，长度适中的分裂象，再转至油镜下观察（图 2-11-1）。若染色体边缘发毛，为显带时间偏长；若染色体未出现带纹，则为显带时间偏短。应适当调整显带时间，直到带纹合适为止。

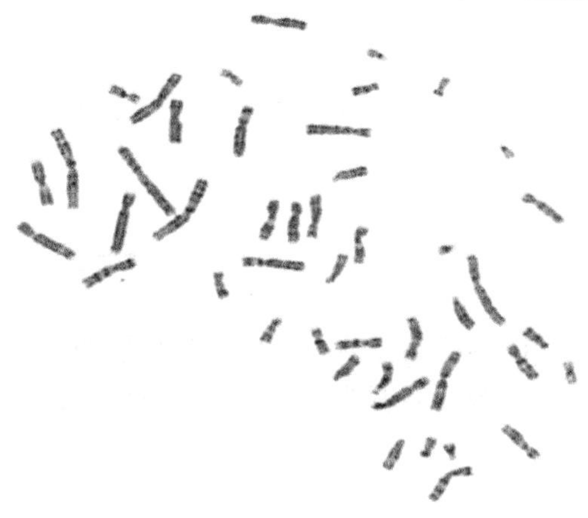

图 2-11-1　人类 G 显带染色体分裂象

五、注 意 事 项

1. 白片标本保存时间不应太长。存放时间越长，染色体对胰蛋白酶处理的抗性就越强，一般片龄过长的标本染色后会呈现出斑点状并非带纹。

2. G 带的好坏取决于染色体制片标本的质量，要以早中期（此时的染色体长度较适中）为宜，且染色体分散好，没有胞浆背景。

3. 胰酶消化处理的精确时间需自行反复摸索控制好。

六、思 考 题

1. 分析 G 显带染色体标本制作不佳的可能原因？

2. 制作完成人类 G 显带染色体照片的核型分析图。

实验十二　人类G显带染色体核型分析

一、实 验 目 的

1. 掌握 G 显带染色体核型分析的方法。
2. 观察 G 显带染色体的形态结构，掌握各号染色体的 G 显带特征。
3. 了解几种染色体的异常与疾病的关系。

二、实 验 原 理

所谓的显带技术，就是利用特殊的染色方法使染色体的长轴上显示出一条条深浅不同的横纹，将这种横纹称为带。然后通过显带技术，使人类的 24 种染色体都显示出各自特有的横纹，称之为带型。

通过胰酶处理、Giemsa 染色，染色体会出现与 Q 显带类似的深浅不同的带纹，称为 G 显带。由于 G 显带方法简单易行、廉价且带纹清晰，在普通显微镜下可以分辨，标本也可以长期保存，这种方法已经成为普遍采用的方法。每对同源染色体的带型基本稳定，不同对染色体的带型也不尽相同，因此通过 G 显带染色体的核型分析不仅可以准确的识别每一对染色体，而且也能发现染色体上微小的结构异常，这为基因定位、染色体临床病情诊断、区域制图和病因研究创造了必要的前提。

三、实验用品和材料

1. 器材　镊子、剪刀、尺子、胶水。
2. 材料　人类正常 G 显带染色体照片、异常的 G 显带染色体照片。

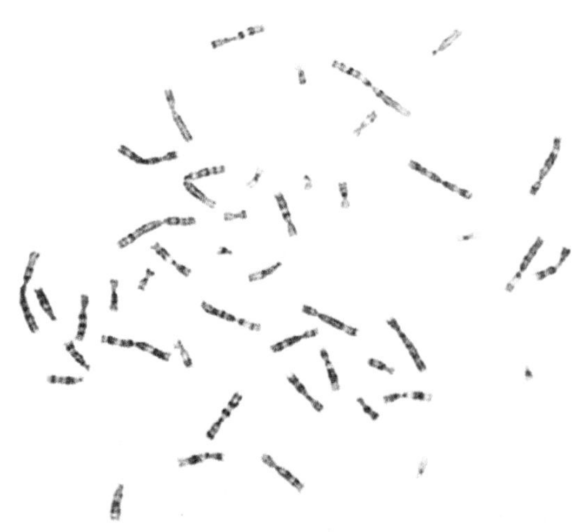

图 2-12-1　人类 G 显带染色体分裂相

四、实验方法和步骤

1. 老师讲解 G 显带染色体核型的分析方法和各号染色体的显带特征。

2. 学生人手一张 G 显带染色体的照片（图 2-12-1），并把正常人的 G 显带中期染色体照片的每一条剪下来，根据 ISCN 分组标号，贴于核型粘贴板上。染色体的剪贴方法与非显带染色体剪贴方法一致。按照每条显带染色体的 G 显带特征区分各条染色体，并把区分的各号染色体排列在正确的位置上（图 2-12-2）。

3. 剪贴完成后，分析核型得出结论：

正常男性 46，XY 或正常女性 46，XX。

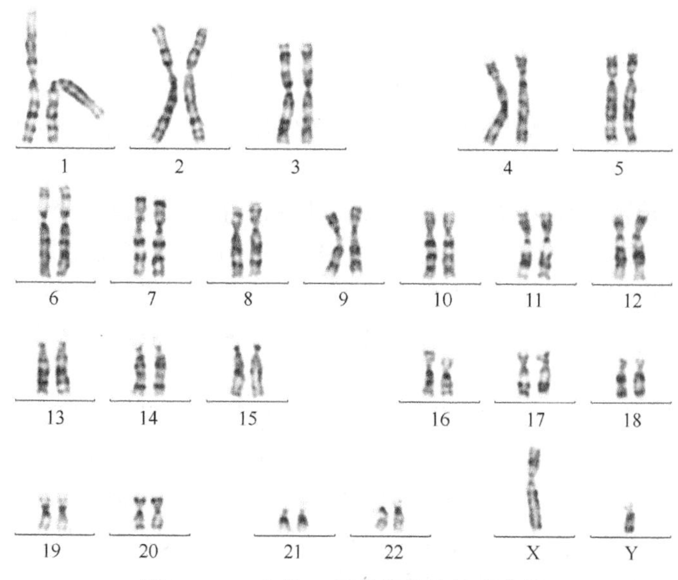

图 2-12-2 人类 G 显带染色体核型分析

附 1：各号染色体的带型特征及鉴别要点

1号染色体：长臂的次缢痕紧贴着着丝粒且着色很深，而且呈现多样性。近侧部是一个很窄的浅带，远侧和中段各有两条深带。长臂可分为四个区。她们的分界点分别为次缢痕远侧的无色带（2 区 1 带），中段的深带（3 区 1 带）和远侧部的深带（4 区 1 带）；短臂的近侧部一般有两个深带，中部的深带较宽，若在制片时处理较好，可在远侧部见到 3 条～4 条浅染的深带。短臂可分为三个区，其交界点分别为近侧的深带称为 2 区 1 带，中部的深带称为 3 区 1 带。1 号染色体的鉴定并不难，但是要注意不要把长臂和短臂混淆。有两个特征可以明确的区分长短臂：①深染的次缢痕位于长臂且紧靠质粒；②短臂的远侧部的一半几乎为浅染区。

2 号染色体：长臂可见 4～7 条带，接近着丝粒的 1/3 区段的着色很浅，其余远侧的区段上，条纹的分布较均匀且着色很深。长臂可分为三个区，其交界点分别为两个浅带即 2 区 1 带和 3 区 1 带。在这两个交界的中间有一段较宽的深带着丝粒的着色很浅；短臂有 4 条深带，中部的深带稍稍靠近一些，短臂可分为两个区，其作为界标的带为 2 区 1 带。

3 号染色体：长短臂近似对称是此号染色体的特征。着丝粒及附近区段的着色很深。长臂远侧部和近侧部一般各有 1 条较宽的深带。短臂的远侧部有 3 条深带且中间的一条着色更深，近端部的一条着色较窄着色也很浅，短臂近侧部有 2 条深带，这是鉴别 3 号染色体的主要特征。若标本处理的好，长臂近侧部的深带可划分为两个区，长臂 2 区 4 带～2 区 6 带的宽度明显大于短臂 2 区 2 带～2 区 4 带，这是鉴别长臂与短臂之又一重要特征。

4 号染色体：一般来讲，4 号染色体比 5 号染色体的着色更深更均匀。长臂上可见均匀分布的 4 条深带，在制作良好的标本中，近中段的两条带又可分为两条深带，长臂可分为三个区，其分界带为两条无色带即 2 区 1 带和 3 区 1 带。短臂上只有一个区并有 1～2 条深带。

5 号染色体：长臂远侧可见 1～2 条深带，中段可见 3 条深带，近侧部是一条深带。长臂可分为三个区，其作为界标的带为 2 区 1 带（深带）和 3 区 1 带（浅带）；短臂大多只呈现 1 条深带，且只有一个区。

区别 B 组的 2 对染色体也不难。鉴别要点：①有时候 5 号染色体的长臂 3 区 4 带很明显，而 4 号染色体的长臂 3 区 2 带和 4 带不明显；②若显带不好，4 号染色体的长臂 1 区 2 带始终明显，但是 5 号染色体的长臂 1 区 3 带不明显；③4 号染色体长臂的深带分布比 5 号染色体均匀，5 号染色体深带比较其中。

6 号染色体：长臂上有 5～6 条深带，远部末端的深带着色浅且窄，近端的一条与着丝粒紧贴。长臂分为两个区，其分界带的是 3、4 深带之间的浅带即 2 区 1 带；短臂近侧部有一个着色很浅的宽带，这一宽带的远近侧部均为一深带且紧靠着丝粒。短臂可分为两个区，界标为无色带即 2 区 1 带。6 号染色体的整个长臂和近着丝粒区（除着丝粒外）着色深且均匀。

7 号染色体：此对染色体具有独特的特征。着丝粒染色很深。长臂可明显见到 3 条深带，中部和近侧部的着色较深，且带型也较宽。长臂可分为三个区，界标是近侧部和中部的 2 条宽深带（2 区 1 带和 3 区 1 带）；短臂一般有 2～3 条深带，中间那条带一般着色很浅，且不明显。远侧端带着色很深，宛如“瓶盖”，为一末端带，俗称“瓶头盖”，这一特征对鉴别 7 号染色体具有很大价值。短臂可分为两个区，界标为 2 区 1 带（深带）。

8 号染色体：长臂上的深带一般为 3～4 条但界标不明显，远侧部的深带（2 区 3 带）却很明显，即使近侧部的深带出现，着色也不深。长臂可分为两个区，界标为 2 区 1 带（深带）；短臂有两条着色很深的带，近侧部的 1 区 2 带比远侧部的 2 区 2 带着色浅一些。这一特点刚好与 10 号染色体短臂上出现的 2 条带的情况相反。此臂可分为两个区，界标为两条深带之间的浅带即 1 区 2 带。

9 号染色体：外形奇特且着丝粒染色较深。长臂上有两条很明显的深带，次缢痕往往呈现多态性且通常不着色。在有些标本上呈现出独特的扭曲而狭长的“瓶颈区”，形象地称为“小蛮腰”，有时又会在远端侧呈现出另一种的狭长的深带。长臂可分为 3 个区，各个区的界标分别为 2 区 1 带和 3 区 1 带；短臂有 2 条深带，有时它们会融合成一条较宽的深带。短臂可分为 2 个区，界标是 1 区 3 带（深带）。

10 号染色体：着丝粒的着色很深。长臂上有明显的 3 条深带，但是却与 8 号染色体不同，10 号染色体的近侧部的深带（2 区 1 带）的着色更深，而且另外两条深带的距离较近。这些都是 10 号染色体与 8 号染色体的区别，长臂有两个区，界标为深带（2 区 1 带）；短臂上的深带不明显，在处理较好的标本上可见 2 条深带，但是远侧部的深带（1 区 4 带）比近侧部的深带（1 区 2 带）的着色稍浅。短臂上只有一个区。

11 号染色体：此号染色体与 12 号染色体很相似，着丝粒都为深染。长臂的近中部有两条深带，在着丝粒和近侧部的深带之间是一个较宽的浅带，此浅带的宽度要比 12 号染色体的浅带要宽，这是区别 11 和 12 号染色体的重要特征。在处理较好的标本上，在长臂远侧端可见到 1 条着色较浅的带。长臂可分为两个区，界标为两个明显深带之间的浅带（2 区 1 带）；短臂的近中部有时可见 2 条深带，但有时也融合成一条带，在处理较好的标本上，在远侧部还可见到一条不太深的带。11 号染色体的着丝粒指数（染色体短臂的长度占整个染色体长度的百分比）明显大于 12 号染色体。

12 号染色体：单从结构上看，这对染色体似乎要比 11 号染色体宽，但其着丝粒指数却是 C 组中最低的。长臂上一般可见 3 条深带且中间的一条最宽，次带为界标带（2 区 1

带）。此三条深带明显大于 11 号染色体的对应区段，这是区别 11 和 12 号染色体的又一重要的特征。若是标本处理的好，在远侧部还能见到 1-2 条着色较浅的浅带，长臂可分为两个区；短臂的中部一般只能见到一条深带，短臂仅为一个区。

X 染色体：其长度介于 7、8 号染色体之间，着丝粒一般为深染。长臂上一般有 4 条深带，尤其以近侧部的深带（2 区 1 带）最宽且最突出，此带就是把长臂分成两个区的界标。短臂的中部有一条明显的深带，形似“竹节状”，若标本处理的好，可见带在其两侧还各有一条着色较浅的带，短臂分为两个区，界标为 2 区 1 带。若标本处理不太好，一般只能看到长臂的 2 区 1 带和短臂的 2 区 1 带，而且这两条带到着丝粒的距离是一样的。

13 号染色体：长臂的大部分是阳性染色，往往可见 4 条深带，一般来说，第 1 条和第 4 条深带较窄，颜色也较浅，第 2 条深带最宽，第 3 条次之。有时候第 2、3 和 4 带会融合在一起。长臂可分为三个区，界标是 2 区 1 带和 3 区 1 带；短臂和随体均为深染。

14 号染色体：着丝粒是深染。长臂可见 4 条深带，远侧的第 4 带和近侧的第 2 带特别明显，两条带之间是一条较浅的带，若标本处理不好，一般只能见到两个明显的深带，即作为界标的 3 区 1 带和 2 区 1 带。14 号染色体的短臂为阴性染色。

15 号染色体：长臂近侧有 1～2 处着色很深的宽带，在几乎快接近末端处一般有一着色不深的带，长臂可分为两个区，作为界标的带为 2 区 1 带；与 13 号染色体一样，短臂和着丝粒一样为深染。

16 号染色体：长臂和着丝粒上的次缢痕着色都深，在长臂上，远侧和近侧各有 1 条深带，有时远侧的深带不明显。长臂可分为 2 个区，2 区 1 带为界标；短臂的中段有 1 条深带，若标本处理得好可见到 2 条深带。短臂只有一个区。

17 号染色体：此对染色体的短臂长于 18 号染色体短臂。长臂的远侧可以看见 1 条深带，若标本处理的好可见到两条窄的深带，此深带和着丝粒之间有一条明显的浅带，这条带是长臂划分为两个区的界标；短臂一般只有 1 条深染带且紧挨着着丝粒，短臂只有一个区。

18 号染色体：长臂的着色很深，在远侧和近侧各有 1 条明显的深带，在处理较好的标本上可以看到均匀分布的 4 条深带。长臂可分为两个区，作为界标的带为 2 区 1 带；短臂往往为阴性着色，末端有时为一浅带，短臂只有一个区。

19 号染色体：为着色最浅的染色体。在着丝粒以及周围为深染，其余地方为浅带。在某些标本上，长臂上可有 1～2 条着色不深的深带，短臂中部为一条着色较浅的浅带，长臂和短臂均只有 1 个区。

20 号染色体：与 19 号染色体比较，着丝粒浅染。长臂染色较浅，短臂远端染色体较深，因此有“头重脚轻”之名。在有些标本上，长臂上会出现 2 条深带；短臂上有一条明显的深带。长臂和短臂均只有一个区。

21 号染色体：着丝粒区的着色较浓，其长度比 22 号稍短。在长臂着丝粒区有宽而明显的深带。长臂可分为两个区，2 区 1 带作为界标。

22 号染色体：着丝粒区的染色比 21 号染色体浓。在长臂可见 2 条深带，近侧的深带着色深且紧贴着着丝粒。近中段的着色浅，长短臂都只有一个区。紧靠着着丝粒的深带（1 区 1 带）比 21 号染色体的相应片段小，这是区别 21 和 22 号染色体的重要特征。

Y 染色体：长度变化较大，有时整个长臂被染成深色，在处理好的标本中，可见到 2 条深带，长臂只有一个区；短臂一般不着色且只有一个区。

附 2：人类染色体 G 带歌谣

一秃二蛇三蝶飘，四像鞭炮五黑腰；六号像个小白脸，七盖八下九苗条；十号长臂近带好，十一低来十二高；十三、四、五一二一，十六长臂缢痕大；十七长臂带脚镣，十八白头肚子饱；十九中间一点腰；二十头重脚飘飘；二十一好像黑葫芦瓢，二十二头上一点黑；X 染色一担挑，Y 染色长臂带黑脚。

五、注 意 事 项

1. 在用剪刀剪下染色体时要小心，因为图片较小，以免弄丢整条染色体，最好是先在图片上辨认清楚，对号入座，然后一条一条的剪。

2. 根据上述每对染色体的特点仔细辨认，切不可弄混，也最好不要把每条染色体的长短臂弄混淆。

六、思 考 题

1. 实验报告：学生取正常 G 显带的照片一张，用剪刀把每一条染色体剪下来，按 ISCN 分组编号，粘贴在核型分析版上。完成剪切工作后，分析核型，得出结论：正常男性 46，XY 或正常女性 46，XX。

2. 怎么样识别人类 G 带染色体？每一条染色体的特征是什么？

3. 人类染色体 G 显带技术的原理是什么？

实验十三　人类高分辨显带染色体（HRB）标本的制备与观察

一、实 验 目 的

1. 掌握人类外周血高分辨染色体（HRB）的制备过程。
2. 了解人类高分辨染色体的特征。

二、实 验 原 理

在正常情况下，人外周血中是没有分裂象的，只有在异常情况下才能发现，植物凝集素（PHA）是人类淋巴细胞有丝分裂的刺激剂，在 PHA 作用下，原处于 G_0 期的淋巴细胞转化为淋巴母细胞，进而进行有丝分裂，利用 PHA 这一特性，淋巴细胞经过含有 PHA 培养液培养，在体外便可获得丰富的含有丝分裂的生长活跃的细胞群体。

当细胞增殖到一定数量时，加入氟尿嘧啶（5-FU）和尿嘧啶核苷（Uridine）从而阻断 DNA 的合成，将其同步在 S 期，17 个小时后加入胸腺嘧啶核苷（TDR）释放细胞，使细胞有丝分裂继续，进入分裂期后加入染色体缩短抑制剂溴乙啶（EB），并加入秋水仙胺破坏纺锤丝的形成，从而得到较多具有 550 条带及 850 条带以上的分裂象，进行人类染色体高分辨分析。

三、实验用品及材料

1. 仪器　超净工作台、恒温培养箱、干燥箱、恒温水浴箱、小型吸引器、离心机、酒精灯、无菌肝素抗凝管、5ml 无菌注射器、培养瓶、吸管、试管架、离心管、冰玻片、显微镜、立式染缸、烧杯、量筒、可调加液器、玻片盒。

2. 试剂　RPMI-1640 培养基、0.075 mol / L KCl 低渗液、0.85 %的 NaCl、10^{-5} mol / L 5FU、10^{-4} mol / L Uridine、10^{-3} mol / L TDR、1mg / ml EB（溴化乙啶）、0.4%酚红、20μg/ml 的秋水仙胺、1%胰酶、固定剂：甲醇：乙酸=3∶1、0.1 mol/L 的 NaOH 溶液、Giemsa 染色液。

四、实验方法与步骤

1. 外周血染色体的制备

（1）采血：用无菌的肝素抗凝管，抽取外周血 2～3ml，充分混匀。无菌的肝素抗凝管及以下使用的离心管均须标注患者的姓名、编号。

（2）接种：在超净工作台内，种 2 瓶外周血作高分辨，分梯度，垂直接种 26 滴、30 滴（余血保存在 4℃冰箱内，至检验结束发出报告后方可丢弃），混匀（培养基需预先在 37℃水浴箱中预热）

（3）培养：直立于 37℃培养箱中静置培养 72 h 后加 Frdu 和尿嘧啶核苷各 100 μl，17 h

后加 TDR 100 μl，继续培养 4 小时加 EB 50 μl，45 min 后加 20 μg / ml 的秋水仙胺 35μl，20 min 后收获。

（4）收获操作过程如下：

1）将细胞液移入 15 ml 离心管 1500 r / min，室温离心 10 min。

2）去上清，加低渗液 8 ml，用吸管充分吹打混匀，于 37℃水浴箱低渗 45 min。

3）加 1.5ml 固定剂，轻轻混匀。

4）1500 r / min，室温离心 10 min。

5）去上清，加固定液 8 ml，轻轻混匀。

6）1500 r / min，室温离心 10min。

7）去上清，加固定液 8 ml，轻轻混匀。

8）1500 r / min，室温离心 10 min，去上清。

（5）滴片：加入适量固定液，轻轻混匀制成细胞悬液，取出预先用冰水冷却的载玻片，每管悬液滴 2 张玻片，每张玻片滴 3 滴悬液，置 75℃干燥箱烤 2.5 h，待玻片干燥、冷却后标注被检者编号及片号。

（6）显带染色

1）用 0.85 %的 NaCl 溶液将浓度为 1%的胰酶储存液稀释成 0.05 %的浓度。

2）向上述溶液中加入 0.4 %的酚红作指示剂（2 滴 / 50 ml），混匀，然后用 0.1 mol / L 的 NaOH 将溶液 pH 调至 7.2～7.4。

3）用立式染色缸盛 50～60 ml 双蒸水，加入 4 ml Giemsa 原液，用吸管混匀。

4）将配制好的胰酶消化液、0.85 %的 NaCl 溶液、Giemsa 染液置 37℃水浴箱中预热；

5）先随机选 1～2 张玻片放在预温至 37℃的 0.05 %胰酶溶液中（pH=7.2～7.4）消化 1～2 min，再放在预温至 37℃的 0.85 % NaCl 溶液中漂洗，立即投放置预温至 37℃的 Giemsa 溶液中染色 5 min，自来水冲洗干净，晾干，镜检。

6）选取合适的胰酶消化时间后将剩余玻片按上述消化、漂洗、染色操作进行。

7）镜检判断显带效果，在低倍镜下选择分散良好，长度适中的分裂象，再转至油镜下观察。若染色体边缘发毛，为显带时间偏长；若染色体未出现带纹，则为显带时间偏短。应适当调整显带时间，直到带纹合适为止。

8）将玻片按标本编号存放置玻片盒内待检。

2. 人类高分辨 G 显带标本观察与识别

（1）实验观察：先低倍后高倍选择带纹清晰的细胞分裂相，可以在载玻片上自上而下、自左到右搜寻，找好后，换油镜观察，根据每号染色体的特征予以区别（图 2-13-1，图 2-13-2）。

（2）识别 G 带高分辨染色体：高分辨染色体的每一带及其相应的亚带，如按它的着丝粒末端的长度来说，仍保持着恒定的位置（虽然并不全是如此），染色强度在整个细胞分裂过程中也相似。此外，作为鉴别染色体片段的常用标记的某些带仍十分明显的。综合运用染色体浓缩的不同阶段中，染色体的大小，着丝粒指数和明显的带纹特征就能逐个鉴别出高分辨的染色体。高分辨染色体的主要特征如下：

第 1 号染色体：根据最大染色体、中央着丝粒染色体和典型带纹的特点，1 号染色体是最容易识别的。其重要的特点有：染色体短臂远侧 1 / 3 着色非常浅，而长臂上靠近着丝粒的异染色质着色深，且大小变异不一（即长臂 3 区 1 带，长臂 4 区 1 带，长臂 4 区 3 带），越靠近末端的带着色越浅。从晚前期到中中期，长臂中部（长臂3区1带）和短臂近侧部片段（短臂2区1带）均各有一个染色很深的带。

第2号染色体：它是最大的亚中央着丝粒染色体，其带纹在短臂上分布比较均匀。在前中期和早中期细胞中，染色体短臂着丝粒近侧有很明显的深带（短臂1区2带）。染色体着丝粒近侧区（长臂1区）是整个染色体着色最浅的区带，这个染色体的其他部分着色很深，这是该长臂具有的独特外形。在长臂上，长臂1区4带的两个深的亚带（即长臂1区4带1亚带和长臂1区4带3亚带），它们在晚前期和前中期是成对出现的，且非常明显。同样，这个臂在从前中期到中中期的过程中还有一个突出的特征，即最远侧部有两个深带（长臂3区4带和长臂3区6带）。

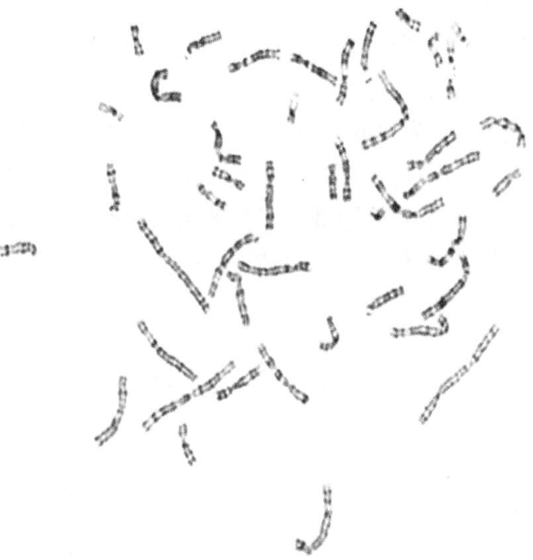

图 2-13-1 人类高分辨显带染色体分裂象

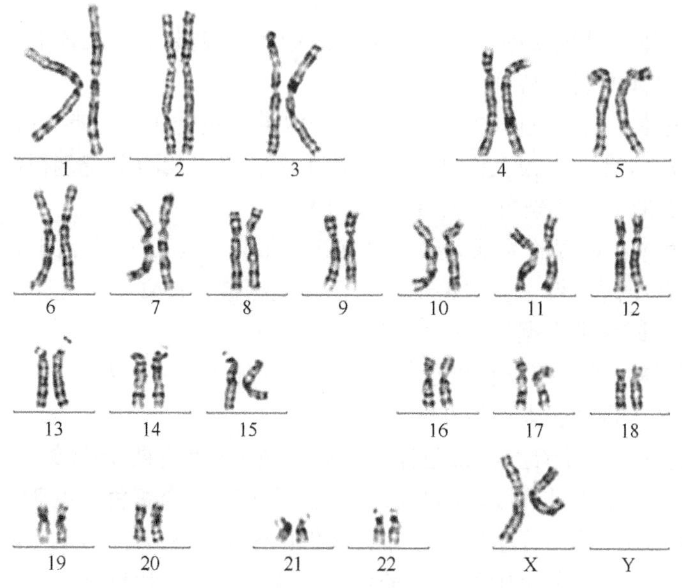

图 2-13-2 人类高分辨显带染色体核型分析

第3号染色体：这是第二大的中着丝粒染色体，而且它的两臂带纹看起来有些“对称”。该染色体的着色整体看来很深，只是在短臂的中部（短臂2区1带）有一明显的浅色区，在长臂的中部稍靠近着丝粒位置（长臂2区1带）也有一浅色区。短臂的末端具有圆形且着色深的典型特征。

第4号染色体：是第二大的亚中着丝粒染色体，其着色深较深，带纹在长臂上的分布较为均匀，短臂有一个较大但着色不清晰的端粒，短臂中部有两个明显的深带（短臂1区3带和短臂1区5带），其中短臂1区3带着色相对更深。长臂上近着丝粒处有一深带（长臂1区3带）。

第 5 号染色体：5 号染色体着丝粒位置与大小跟 4 号染色体相似，短臂中部有一明显深带（短臂 1 区 4 带），长臂中部 1/3 处有一段深带（长臂 1 区 4 带、长臂 2 区 1 带和长臂 2 区 3 带），长臂远端分布有两个明显深带（长臂 3 区 2 带和长臂 3 区 4 带）。

第 6 号染色体：6 号染色体是一个中等大小的亚中着丝粒染色体。其长臂除中部有一浅带（长臂 2 区 1 带）外，其余部分着色都比较深；短臂有一个大的浅带（短臂 2 区 1 带），此带远侧有一深带（短臂 2 区 4 带），其外侧又是一个浅带。

第 7 号染色体：其短臂远端有一个大的深带，该深带外侧的端粒着色较浅。该染色体长臂中部有两个大且着色很深的带（长臂 2 区 1 带和长臂 3 区 1 带），长臂远端则是两个小的中度着色的带（长臂 3 区 3 带和长臂 3 区 5 带）。

第 8 号染色体：该染色体的着色相当深，但染色体上的带纹不是很清楚。短臂上有两个深带，其中短臂 2 区 2 带带着色很深。长臂远端 1 / 3 处具有一个明显深带（长臂 2 区 3 带）。

第 9 号染色体：有一个相当大的浅带（短臂 1 区 3 带）位于短臂的近侧端，其外侧有两个明显的深带（短臂 2 区 1 带和短臂 2 区 3 带）。长臂近着丝粒区（长臂 2 区 1 带）的着色深浅不一，其外侧有一个中度着色的深带（长臂 2 区 1 带）。长臂中央有一个大的浅带（长臂 2 区 2 带），有两个着色很深的深带（长臂 3 区 1 带和长臂 3 区 3 带）在长臂远端。

第 10 号染色体：其短臂中部一个深带（短臂 1 区 2 带）。长臂上均匀分布有三个深带，这也是该染色体的明显特征。

第 11 号染色体：该染色体的短臂是有两个深带（短臂 1 区 2 带和短臂 1 区 4 带）。其长臂在近着丝粒区有一个很大的浅带（长臂 1 区 3 带）及两个着色很深的带（长臂 1 区 4 带和长臂 2 区 2 带），此染色体长臂较易辨认。

第 12 号染色体：短臂的大部分被一个深带（短臂 1 区 2 带）占据。长臂近着丝粒端有一个浅带（长臂 1 区 3 带），中央部位有一大块深带（长臂 1 区 4 带、长臂 2 区 1 带和长臂 2 区 3 带），该深带占据了 12 号染色体长臂的一半。

第 13 号染色体：近端着丝粒染色体，长臂远端比近端着色深，长臂远端 2 / 3 处有两个深带（长臂 2 区 1 带和长臂 3 区 1 带）。

第 14 号染色体：近端着丝粒染色体，长臂近端 1/3 处有两个中度着色的深带（长臂 1 区 2 带和长臂 2 区 1 带），长臂远端为浅染区，但其中有一个着色深的带（长臂 3 区 1 带）。

第 15 号染色体：近端着丝粒染色体，该染色体是着色最浅的染色体，基本上没有着色很深的带，长臂近端有两个中度着色的带（长臂 1 区 4 带和长臂 2 区 1 带），其远侧的一半则是浅染的。

第 16 号染色体：此号染色体短臂带型较难辨别，在近着丝粒区有一个大的深带（长臂 1 区 1 带） 是该染色体长臂的明显特征。

第 17 号染色体：用来辨别此染色体的特征有两个：长臂近端有一大的浅染带（长臂 2 区 1 带），长臂远端则有一对深带（长臂 2 区 2 带和长臂 2 区 4 带）。

第 18 号染色体：该染色体着色很深，在深染的长臂中央有一浅带 （长臂 2 区 1 带）。

第 19 号染色体：该染色体染色很浅，特别是其短臂，在其近着丝粒区染色稍深。该染色体很难辨认。

第 20 号染色体：该染色体短臂上有一个明显的深带（短臂 1 区 2 带）。长臂上均匀分布有两个深带。

第 21 号染色体：这是最小的染色体，除长臂 2 区 2 带着色较浅以外，整个染色体着色很深。

第 22 号染色体：除着丝粒区深染外，其他部位着色浅。

X 染色体：短臂中央有一大的深带（短臂 2 区 1 带）。长臂着丝粒近端有一个大的着色很深的带（长臂 2 区 1 带），其外侧是三个小的中度着色的带（长臂 2 区 3 带、长臂 2 区 5 带和长臂 2 区 7 带）。

Y 染色体：整个染色体着色很深，其长臂远端深染区变异很大，较难分辨。

五、注 意 事 项

1. 细胞培养过程中必须注意无菌操作。
2. 实验中要用到 EB 这种有毒物质，操作时务必特别小心，做好防护，既要注意保护自己，也要保护实验室环境免受污染。
3. 细胞培养过程中更换培养液时，要把培养液先预温到 37℃。
4. 细胞同步化培养后的继续培养，需要避光培养，可用无菌暗纸盒盛放或无菌黑纸包扎置于培养箱中培养。
5. 为获得处于分裂早期的较长染色体，细胞收获时机要掌握好。
6. 要控制好药物的作用时间，胰蛋白酶处理的时间要自行摸索。
7. 收获细胞时须注意 0.075 mol/L KCl 处理 15 min；固定前需要充分悬浮细胞，固定 8～10 min 液要一滴一滴地加入。

六、思 考 题

1. 在显微镜下观察人类高分辨染色体，鉴定各号染色体。
2. 人类高分辨染色体有哪些形态性？
3. 人类高分辨染色标本制备的原理是什么？
4. 介绍人类高分辨染色体标本制备的方法及应注意的问题。

实验十四　人类染色体Q显带技术

一、实 验 目 的

1. 了解人类染色体 Q 显带技术的原理。
2. 掌握人类染色体 Q 显带技术的实验方法。

二、实 验 原 理

1968 年，瑞典的细胞化学家 Caspersson 采用荧光染料喹丫因氮芥（Quinacrine Mustard，QM）处理中期染色体标本，发现在荧光显微镜下观察到每条染色体呈现出宽窄和亮度不同的荧光带，并且人体的 24 条染色体都有自己独特的带（带型），据此就可以清楚地识别和鉴定人类的每条染色体，称为 Q 带。

QM 之所以能使染色体显示出荧光带，主要是因为染色体中的 DNA 内 AT 碱基对丰富区域对 QM 荧光有增强的作用，所以显出出亮带；相反，DNA 内 CG 碱基对丰富区对 QM 荧光有减弱的作用，因此就呈现暗带。

三、实验用品与试剂

1. 器材　荧光显微镜、立式染液缸、吸管、镊子、盖玻片、烧杯
2. 试剂　pH 6.0 的磷酸缓冲液、0.005 % QM 荧光染液

四、实验方法与步骤

1. 将玻片浸于磷酸缓冲液（pH 6.0）中 5～10 分钟。
2. 玻片用预温至 20℃ 的 QM（0.005 %）染色 15～20 分钟。
3. 用上述的缓冲液漂洗玻片共三次，每次 5 分钟。
4. 然后滴上 pH 6.0 磷酸缓冲液，盖上盖玻片，再用石蜡油封片。
5. 将制作好的玻片用荧光显微镜观察，可选择清晰且分散较好的中期染色体用显微照相机拍下图像，以备核型分析。

五、注 意 事 项

1. 玻片必需洁净才能减少背景的干扰。
2. QM 荧光染料染色后，用缓冲液漂洗分色时要正确掌握时间，这是 Q 带是否清楚的关键所在。
3. 整个实验过程中要注意避光操作。

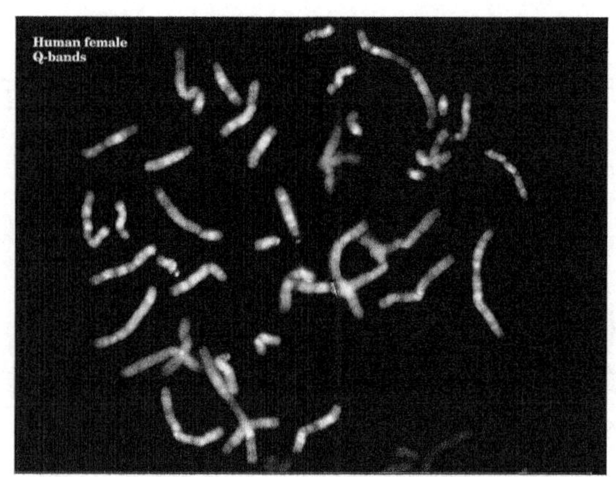

图 2-14-1　人类 Q 显带染色体

六、思　考　题

1. 什么是 Q 显带技术？有何重要意义？
2. Q 显带成功的关键是什么？

实验十五　人类外周血淋巴细胞姐妹染色单体互换（SCE）技术

一、实验目的

1. 掌握 SCE 染色体的基本特征和 SCE 的记数方法。
2. 熟悉 SCE 技术的基本原理及显示技术。
3. 了解 SCE 频率变化的意义。

二、实验原理

DNA 是以半保留的方式进行复制的。当细胞在加有 5-溴脱氧尿嘧啶核苷（BrdU）的培养基中进行分裂时，在 DNA 合成过程中，BrdU 能取代胸腺嘧啶核苷酸掺入到新合成的 DNA 核苷酸链中。一般认为，当细胞处于第二周期时，同一染色体上的两条姐妹染色单体，一条是由单股含 BrdU 的 DNA 链所组成的，另一条由双股都含 BrdU 的 DNA 链所组成的。双股都含有 BrdU 的 DNA 链具有螺旋化程度较低的特性，经紫外照射后与 Giemsa 的亲和力降低。当用 Giemsa 染色时，双股都含有 Brdu 的 DNA 链所组成的单体着色较浅，而只有单股含 BrdU 的 DNA 链所组成的单体着色深。在普通显微镜下可见到 2 条姐妹染色单体显出深浅不同的颜色。

三、实验用品与材料

1. 器材　培养箱、离心机、离心管、水浴锅、显微镜、紫外灯、滴管。
2. 试剂　盐水柠檬酸钠(SCC)缓冲液 2×SSC 缓冲液、Giemsa 染液、2.5 mg / ml BrdU。

四、实验方法与步骤

1. 淋巴细胞培养　按常规做全血培养，置 37℃ 恒温培养 24 h 后，加入 Brdu(2.5 mg /ml)，7 号针头 2 ml 注射器倾斜 45℃加 1 滴使每 5 ml 培养基中最终浓度为 10 μg / ml。避光继续培养 48 h，按常规收获细胞，制片。

2. 姐妹染色单体差别染色法　其染色方法有“碱的热溶液处理”和“紫外线灯照射诱发”两种，本实验采用紫外线灯照射诱发方法。

（1）将制好的玻片老化 2 d。

（2）水浴锅中水温 65～70℃，铁板上的温度为 45℃左右。

（3）玻片放在水浴铁板上，玻片上滴 2×SSC 溶液。

（4）紫外线灯照射距离 5.5 cm，照射时间 30 min。

（5）染色，Giemsa 染液染色 7～8 min。

（6）水洗，镜检。

3. 观察　在低倍镜下寻找染色体分散较好的中期分裂象细胞，然后换油镜观察（图

2-15-1），在油镜下选择分散良好、长度适中、轮廓清晰、数目完整、分化良好的第二周期细胞进行观察计数，凡在染色单体出现交换计为一个SCE，然后观察一定数量的细胞（20～30个）的染色体，按以下方法计算个体细胞平均交换数。

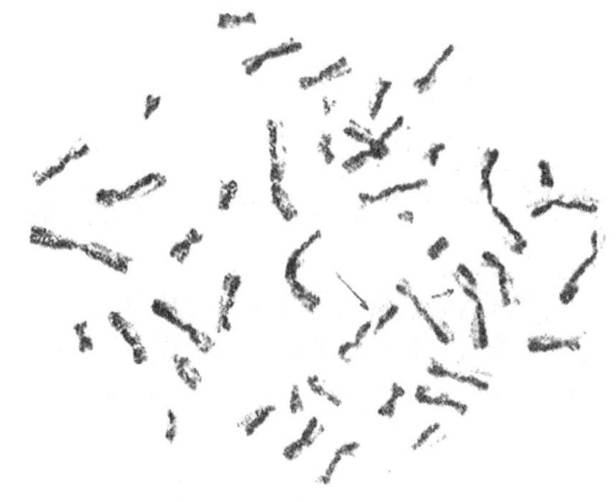

图 2-15-1　体外周血淋巴细胞 SCE 染色体（箭头示交换）

$$个体细胞平均交换数=\frac{交换总数}{细胞数}$$

（1）在选择中期分裂象时，注意区分各细胞周期的分裂象的染色特点：①第一周期的细胞，染色体的两个单体均为深染的细胞；②第二周期细胞，染色体的两个单体染色一深一浅的细胞；③第三周期的细胞，染色体的两个单体染色都为浅色的细胞。

（2）人体姐妹染色单体交换（SCE）的计数方法：①凡是在染色单体端部出现互换，记为1次交换；②在染色单体中间出现互换，记为2次交换；③如果互换发生着丝粒部位，记为1次交换。

五、思　考　题

1. 在显微镜下观察人类 SCE 染色体，分辨各号染色体特征，并计算个体细胞平均交换数。

2. SCE 技术的基本原理是什么？

实验十六　人类性染色质标本的制作与观察

一、实 验 目 的

1. 掌握人类性染色质（X 染色质和 Y 染色质）的形态特征。
2. 学习人类性染色质的检查方法及其临床意义。
3. 初步掌握人类性染色质的识别方法。

二、实 验 原 理

人类性染色质（sex chromatin boby）：人类间期细胞核中性染色体的常染色质部分失去转录活性而形成的一种兼性异染色质，包括 X 染色质和 Y 染色质。

X 染色质形成的机制——Lyon 假说：1961 年，英国遗传学家 Mary Lyon 根据对小鼠 X 连锁的毛色基因的遗传学观察，首次提出了 X 染色体失活的假说，即 Lyon 假说，其要点为：①雌性哺乳动物间期体细胞核内只有一条 X 染色体有活性，另一条在遗传上是失活的，失活的 X 染色体通过高度螺旋化而表现为异固缩状态的 X 染色质，X 染色质数 ＝ X 染色体数－1；②失活发生在胚胎发育的早期（人胚第 16 天），在此之前体细胞中所有的 X 染色体都是有活性的；③失活是随机的，但又是恒定的。即失活的 X 染色体既可来自父亲也可来自母亲，但一个细胞某条 X 染色体一旦失活，由该细胞繁衍而来的子细胞都具有同一条失活的 X 染色体。

X 染色体失活的意义——剂量补偿效应（细胞核中具有两份或两份以上基因的个体和只有一份基因的个体出现相同表型的遗传效应）：哺乳动物雌性个体的每个体细胞中有两条 X 染色体，因此在 X 染色体上的基因剂量有两份，而雄性个体只有一条 X 染色体，基因剂量只有一份。为了保证雌雄个体 X 染色体上 X 连锁基因表达产物在数量上的一致性，雌性个体体细胞中的一条 X 染色体发生异固缩而形成 X 染色质，这称之为 X 染色体的剂量补偿，剂量补偿效应使 X 连锁基因性状的表现在雌雄个体间无不同。该效应由美国遗传学家 H.J.马勒在 1932 年首先在果蝇中发现，并认为是维持雌雄两性生物基因表达一致所特有的一种遗传效应。

正常男性间期细胞核用荧光染料染色后，可见位于细胞核边缘或核中央处有一个大小 0.25～0.35 μm 的强荧光小体，就是 Y 染色质（Y 小体），是 Y 染色体长臂远端部分的异染色质形成的，为男性细胞所特有，Y 染色质其数目与 Y 染色体数目相同。

人的性别是由性染色体——X 和 Y 染色体决定的，对人的性别进行鉴定时，除进行染色体核型分析和临床生殖器官的检查外，还可以通过检查间期体细胞（口腔上皮，皮肤，羊水和血细胞等）的核内染色质——X 和 Y 染色质来鉴定。

三、实验用品和材料

1. 器材　显微镜，载玻片，盖玻片，吸水纸，牙签，水浴锅、烧杯、染色缸、荧光显微镜，擦镜纸，小镊子。

2. 试剂　甲醇，冰醋酸，硫堇，乙醇，巴比妥钠，醋酸钠，二甲苯，甲醛，醋酸，0.5%盐酸阿的平溶液，乙醚、Macllvaine 缓冲液，碱性品红，苯酚，山梨醇，盐酸

四、实验方法与步骤

（一）X 染色质的制备和观察

1. 女性口腔黏膜上皮细胞 X 染色质的观察——Klinger 硫堇染色法

（1）取材：先用水漱口 3～4 次，用无菌牙签的钝部从面颊部内侧刮取口腔黏膜细胞，弃去第一次刮到的细胞，在同一部位重复刮 2 次～3 次，将刮取物均匀涂在干净的载玻片上晾干。

（2）固定：将标本置于固定液（甲醇∶冰醋酸=3∶1）中固定 15 min，拿出晾干。

（3）染色：滴加硫堇染液，染色 10 min，多余的染料在自来水下冲洗，滤纸吸去多余水分，自然晾干或电吹风吹干。

（4）镜检：先低倍镜，后油镜。先在低倍镜下找到细胞集中且分散均匀的细胞群，再换至油镜，选择细胞核较大，染色清晰，轮廓完整，核质呈均匀细网状的细胞进行观察，X 染色质常位于核膜边缘、直径 1 ～1.5 μm、一般呈扁平形、平凸、三角形或圆形的浓染小体（如图 2-16-1）。

2. 毛发根部细胞 X 染色质的观察——石炭酸品红染色法

（1）取材：取带完整毛囊组织的女性头发 2～3 根，置于载玻片上。

（2）固定：在毛囊上加一滴 45 % 醋酸（或 5 mol / L 盐酸）固定 5 min，吸掉多余醋酸（或盐酸）。

（3）染色：用镊子将软化的外层毛囊组织细胞轻轻刮下，弃去毛干，将细胞用解剖针在载玻片上均匀摊平，并在空气中晾干，加一滴石炭酸品红染色 10 min。

（4）分色：吸去多余的染液，在 95 %的酒精中分色 1～3 min。

（5）制片：盖上盖玻片，垫上滤纸用拇指压片。

（6）镜检：先低倍镜，后油镜。

（二）Y 染色质的制备和观察

1. 取材：同女性口腔黏膜上皮细胞 X 染色质。

2. 固定：将标本置于乙醇∶乙醚（1∶1）溶液中固定 15～20 min，95 %乙醇溶液处理 30 min。

3. 染色：加 1 滴盐酸阿的平溶液，染色 10 min，多余染料在自来水下冲洗，自然晾干。

4. 封片：加 1～2 滴 Macllvaime 缓冲液，盖上盖玻片。

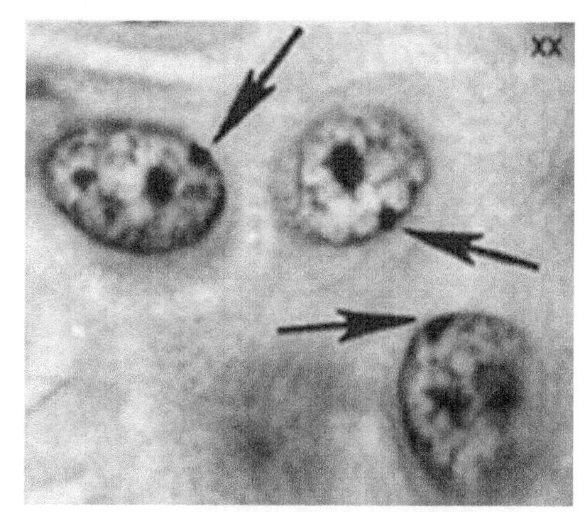

图 2-16-1　女性口腔黏膜上皮细胞 X 染色质形态结构图

5. 观察：将标本置于荧光显微镜下进行观察，Y 染色质一般位于核膜内缘或核中其他部位呈圆形、椭圆形、短棒状，直径 0.2～0.3 μm 的一个强荧光性小体。

五、注 意 事 项

1. 取材时应注意安全，取材前要漱口，以免口腔中的杂质影响观察效果；避开含有大量细菌的区域（因为这些细菌会干扰 X 染色质的观察）；用毛囊细胞制片时，采样前应清洗头发，因出油后拔取毛发时不易带出毛囊细胞。

2. 取材细胞要多些，涂片时牙签与载玻片基本平行涂抹，应均匀涂成单层。

3. 染色时间不要太长，否则核质着色深，X 染色质体不易区分。

4. 毛囊细胞要充分解离，压片前可先用解剖针敲片，使细胞解离。

5. 涂片略干再加改良苯酚品红。

6. 镜检应选择完整、核质中颗粒均匀的细胞观察，计数时要注意避开干扰因素的影响，避免与核内其他核质凝集物等混淆，凡位于核中间的浓染小体都不在计数之内。

7. 可计数的细胞，核必须完整，无缺损、无皱褶，核染色均匀。

8. 按上述标准计数 50～100 个细胞，统计性染色质的阳性率。

9. 要正确使用显微镜，避免损伤显微镜，特别是油镜用完后记得清洗。

10. 荧光染料要新鲜配制、现配现用；染好的标本片不要久放，一般不超过 2h。

11. 计数细胞时，避开那些全都发出荧光的细胞，也会看到一些细胞具有发亮的荧光小点，但这类荧光小点的大小、亮度很不一致，这可能是细胞中一些常染色体的荧光带，应该注意加以区别。

六、思 考 题

1. 什么是剂量补偿效应？

2. 间期核内出现 X 染色质有何生理意义？

3. X 染色质检测有何临床用途？

实验十七　减数分裂标本的制备与观察

一、实 验 目 的

1. 掌握小鼠睾丸组织减数分裂染色体制作技术。

2. 了解减数分裂过程中各个时期染色体的形态特征。

二、实 验 原 理

减数分裂是二倍体生殖细胞在形成配子时的一种特殊的细胞分裂形式，研究减数分裂在细胞遗传学的理论和应用上都有重要意义。本实验采用小鼠的睾丸组织，通过对其体外培养以增加减数分裂相，获得分裂指数较高的标本。

三、实验用品和材料

1. 器材　恒温水浴锅、37 ℃恒温培养箱、水平离心机、显微镜、剪刀、镊子，匀浆管、离心管、烧杯、玻璃吸管、酒精灯、试管架、染片架、体重为 25～30 g 的小鼠。

2. 试剂　Hanks 液、RPMI - 1640 培养液、小牛血清、青霉素、链霉素、秋水仙素溶液（10 μg / m1）、0.075 mol / L KCl 溶液、甲醇、冰醋酸、Giemsa 染液。

四、实验方法和步骤

1. Hanks 液配制

（1）A 液：$Na_2HPO_4 \cdot 2H_2O$ 0.6 g、KH_2PO_4 0.6 g、$MgSO_4 \cdot 7\,H_2O$ 2.0 g。

（2）B 液：$CaCl_2 \cdot H_2O$ 1.4 g 溶解于 100 ml 三蒸水，使用时 10 倍稀释，加入 1 % 酚红（每 1000 ml Hanks 稀释液加 2 ml 酚红），高温高压灭菌。

2. 细胞生长培养液配制　RPMI-1640 0.5 ml（需抽滤灭菌）、小牛血清 0.5 ml、青霉素 100 U / ml、链霉素 100 U / ml，用 5 mol / L $NaHCO_3$ 液（或 0.1 mol / L HCl）调节培养液的 pH 至 7.2～7.4，装入 10 ml 链霉素小瓶内。

3. 标本制备过程

（1）将小鼠处死后，在无菌条件下剥离其睾丸，除去白膜等结构。

（2）取部分睾丸组织，加入 3 ml Hanks 液并进行匀浆。匀浆后静置 5 min，用吸管吸取上层细胞悬浮液。

（3）取 0.5 ml 细胞悬浮液加入至培养液小瓶，并放入 37 ℃ 恒温培养箱内，恒温培养 24 h。

（4）在培养终止前 4 h，加入秋水仙素（其最终浓度 0.2 μg / ml 培养液）。

（5）收取细胞，并加入 0.075 mol / L KCl 进行低渗处理。

（6）处理完毕后，用低速离心机 1000 r / min 离心 8 min，离心后取沉淀。

（7）用固定液（甲醇∶冰醋酸=3∶1）固定 30 min，滴片，干燥后 Giemsa 染色、镜检。

4. 标本观察　先用低倍镜找到细胞分裂象较多的视野，可见有处于不同时期的细胞，首先找出精原细胞有丝分裂中期的分裂相观察、计数，明确小白鼠染色体数目为 40（2n = 40），形态都为端着丝粒染色体，然后逐步找出减数分裂各期分裂象，用高倍镜（或油镜）仔细观察，着重观察第一次减数分裂的形态变化。

（1）第一次分裂：

1）前期 I：此期时间长而且变化复杂，按染色体的形态变化又分出：

A. 细线期（eptotene）：染色体细而长并相互缠绕，其上经常有染色粒以固定的距离排列。

B. 偶线期（zygotene）：同源染色体配对，也称联会，每对染色体形成 1 个二价体，染色体形态仍较细长。

C. 粗线期（pachytene）：染色体变得粗短，每条染色体都由两条染色单体构成，1 个二价体由 4 条染色单体构成，形成四分体，共 20 个。同源染色体开始分开，但同源染色体之间开始发生交叉。

D. 双线期（diplotene）：染色体继续缩短变粗，同源染色体开始分离，只在交叉部位仍联在一起。核仁显著变小。

E. 终变期（diakinesis）：染色体变得更粗短，彼此相互排斥而分离，由于四分体间交叉点的位置不同而呈现出“o”、“8”、“x”、“+”等各种形状，核仁、核膜消失。

2）中期 I：四分体排列于细胞赤道板上。

3）后期 I：每个四分体分为两个二分体，并向两极移动。

4）末期 I：二分体移至两极，分别形成两个细胞核。初级精母细胞分裂成两个次级精母细胞。次级精母细胞体积较小，染色体数目变为原来的一半。

（2）第二次分裂：与有丝分裂过程一样，最后形成 4 个精细胞。

分裂相较小，分裂以二分体为单位进行的。

1）前期 II：时间很短或根本缺如。

2）中期 II：各二分体排列在赤道板上。

3）后期 II：染色体（二分体）的着丝粒分裂为二，姐妹染色单体分开，形成两个单分体分别移向两极。

4）末期 II：移向两极的染色体（单分体）分别形成两个细胞核，每个核中含有 n（n=20）个单分体，这样的细胞经过变形，发育成为精子。

五、注 意 事 项

细胞培养时间不宜太长，如果培养超过 24 h，细胞分裂指数将大大下降。

六、思 考 题

1. 根据减数分裂不同时期的典型细胞，侧重于染色体的动态变化，绘成图，并加以注释。
2. 列表比较减数分裂和有丝分裂的异同。

实验十八　微核的制作与观察

一、实 验 目 的

1. 了解微核的形成原理。
2. 掌握微核的制作技术及其统计方法。

二、实 验 原 理

微核（micronucleus）游离于细胞质中，其大小是主核的 1 /（3～4）。它是细胞分裂中，染色体发生断裂后的无着丝粒断片形成的产物。由于受某些化学物质或辐射的作用，染色体发生断裂，在细胞进入分裂后期时，一些无着丝粒的染色体断片不受纺锤丝的牵引而滞留在赤道板附近。因此，不随其他染色体移向两极参与子细胞核的形成，而在细胞质中独自形成微核，微核同主核一样都是由 DNA 组成。因此，可根据细胞质内出现的微核频率来判断某些因素对染色体的损伤效应。

三、实验用品与材料

1. 器材　玻璃珠、玻片、注射器、烧杯、毛细吸管、染色缸、显微镜。
2. 试剂　明胶、瑞氏染液。

四、实验方法与步骤

1. 微核标本制作测定可用大鼠胎肝多染红细胞人、外周血淋巴细胞。现以外周血淋巴细胞介绍人体细胞微核率的检测方法：

（1）常规消毒采血部位后，静脉采血 1～2 ml，注入小烧杯中，然后放入 5～6 颗小玻璃珠并不断摇动烧杯，以去除纤维蛋白。

（2）将血液吸入离心管中，加入新配制的 3%明胶溶液，加入量约为血液量的 1 / 3，轻轻混匀。

（3）置 37℃温箱中保温 30 min，待红细胞自然下沉。

（4）吸取上层血浆，移入另一离心管中，（2 000 r / min）离心 5 min。

（5）去掉大部分上清液，留下 2～3 滴血清，用弹指法将血清与其下的细胞团混匀成悬液。

（6）用毛细吸管吸取细胞悬液一滴，滴至干净的载玻片上，用推片法制成薄而均匀的标本，每一样本制片 2～3 张。

（7）待标本干燥后，用 1 %瑞氏染液染色 1 min 后，再加等量蒸馏水混匀染液，继续染色 20 min。

（8）蒸馏水冲洗，晾干后镜检。

2. 观察　在油镜下观察，每一样本选择 1000 个细胞核、细胞浆完整的淋巴细胞，检测出与主核完全分开，呈圆形或椭圆形，边缘光滑，嗜色性与主核一致，大小为主核的 1 / 3 以上的小核即微核。一个细胞中不论是出现一个、两个或多个微核均按一个有微核的细胞计算，最后计算微核率（图 2-18-1）。

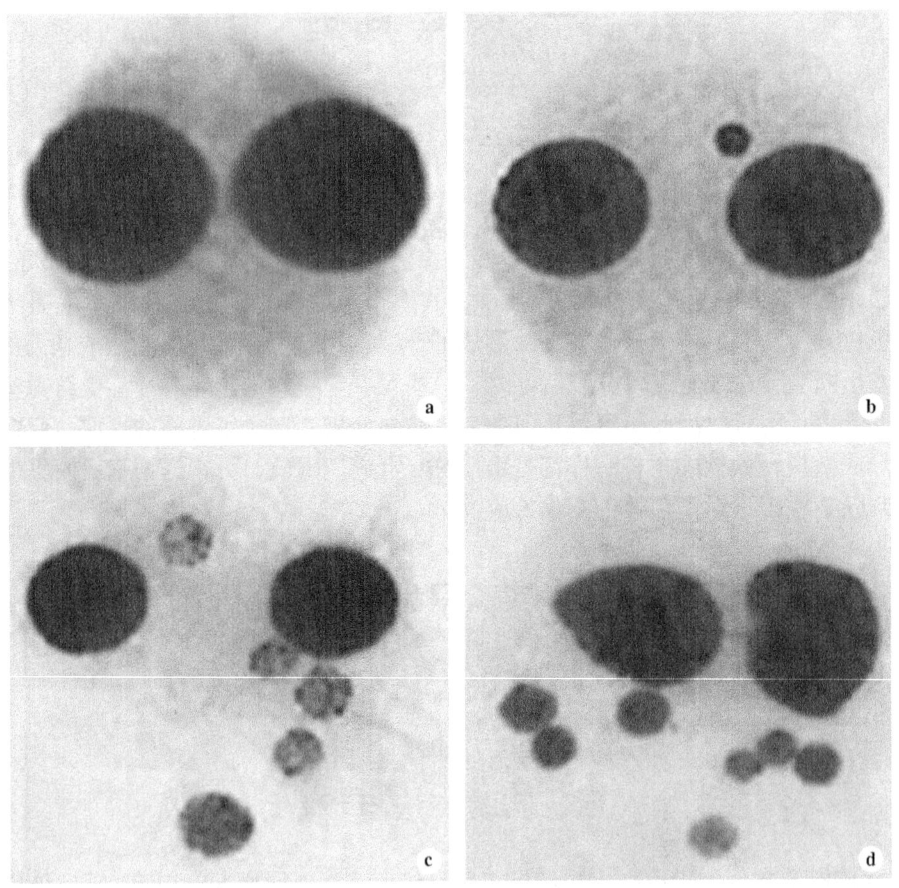

图 2-18-1　人体淋巴细胞的微核（a 正常细胞，b 出现一个微核，c, d 出现多个微核）

五、注 意 事 项

标本可用培养后的淋巴细胞，随着淋巴细胞转化和低渗作用，微核会随主核的膨胀而增大，与未培养的淋巴细胞相比，微核易于辨认，从已有的实验结果来看，对照组与实验组的培养细胞的微核率远远高于未经培养细胞微核率，从而增加微核检出的准确性。

六、思 考 题

1. 计算培养和处理后的淋巴细胞中微核率。
2. 将显微镜下观察的淋巴细胞微核绘制成图。

实验十九 性别的基因诊断

一、实验目的

1. 掌握性别决定的分子机制及口腔上皮细胞和毛囊细胞基因组 DNA 提取的方法。
2. 掌握 PCR 反应的基本原理及 PCR 技术操作的基本过程。
3. 了解琼脂糖凝胶电泳的操作过程及电泳诊断分析的方法。
4. 了解 SRY 基因检测及在性别鉴定中的应用。

二、实验原理

1. 性别决定的分子机制：性别是由个体性染体组成决定的，其中 Y 染色体起决定性作用。这是因为 Y 染色体带有睾丸决定因子（testisde - termining factor，TDF），因而男女性别差异的根本原因在于受精卵是否具有睾丸决定基因，并且在胚胎过程中发挥作用。20 世纪 90年代在 Y 染色体短臂上成功地定位和克隆了性别决定(sex determine region of the Y chromosome，SRY）基因。SRY 基因，雄性性别决定基因，是 Y 染色体上具体决定生物雄性性别的基因片段，1993 年，Hua Su 等采用逆向遗传学方法对 SRY 基因的结构、转录单位及启动子进行了鉴定，发现人的 SRY 基因位于 Y 染色体的短臂上（Yp11.3），整个结构只含有一个长 850 bp 的外显子，没有内含子，转录单位长约 1.1 kb。结构中含有一个多聚腺苷酸尾巴和两个转录起始点，中间为开放阅读框，编码一个含有 204 个氨基酸的蛋白质，称为 SRY 蛋白。SRY 蛋白包含一段 79 个氨基酸的保守区 - HMG 盒（highmobility group，HMG），这段保守区在哺乳动物间具有高度的同源性，如牛 SRY 基因的 HMG 盒和人类的 HMG 盒同源性高达 84 %，说明这段序列在物种进化过程中的保守性，同时也暗示着其重要的功能。SRY 编码的 HMG 蛋白结构呈 L 型，以一种序列特异方式和 DNA 结合，DNA 结合域中任何一个氨基酸的突变都会减弱与 DNA 的亲和力。人类的 SRY 识别 AACAATG 序列，通过小沟与 DNA 相结合，而小鼠的 SRY 与 CATTGTT 序列高度亲和，通过大沟与 DNA 相结合。SRY 与 DNA 结合引起 DNA 弯曲，将调节位点和启动因子拉近，从而调节基因表达。SRY 的激活导致转录因子睾丸决定因子 TDF 的产生，已有大量证据表明 SRY 在性别决定及分化过程中起着非常重要的作用，是人类睾丸决定因子（testis determingfactor，TDF）的最佳候选基因。

在正常情况下，这一基因位于男性的 Y 染色体（Yp11.3）中，故又称为 Y 染色体性别决定基因（sex determining region Y，SRY），具有这一基因的受精卵发育成男性个体，否则受精卵就会发育成女性。因此，检查 Y 染色体的 SRY 基因就是鉴定性别的关键。

但是在一些异常情况下会发生性反转的疾病，如：46，XX 却为男性，带有 SRY 基因；46，XY 却为女性，而没有 SRY 基因；还有 XXY、X 三体、XO、Xq-、Xp-、9q-、10q-及 $X_{P21\text{-}22}$ 重复等患者有性分化异常的表现。如何解释这些现象？通过这些病例的分子和细胞遗传学研究，证实在性分化发育中 TDF 起主导的开关作用，但也提示必须要有常染色体，特别是 X 和 Y 染色体上其他许多有关基因的共同参与。

2. PCR扩增的基本原理：多聚酶链反应（polymerase chain reaction）简称PCR技术，是近些年发展起来的一种体外扩增特异DNA片段的技术，可在短时间内将目的 DNA 片段扩增 10^6 倍。PCR技术实际上是一种在模板DNA，引物和4种脱氧核糖核苷酸存在的条件下，依赖于DNA聚合酶的酶促合成反应，其技术的特异性取决于引物和模板DNA结合的特异性。整个反应分三步，①变性：通过加热使 DNA 双螺旋的氢键断裂，双链解离形成单链 DNA；②退火：当温度突然降低时，由于模板分子结构较引物要复杂得多，而且反应体系中引物DNA量远远多于模板DNA，从而使引物和其互补的模板在局部形成杂交链，而模板DNA双链之互补的机会较少；③延伸：在DNA聚合酶和4种脱氧核糖核苷酸三磷酸底物及 Mg^{2+} 存在的条件下，5’- 3’的聚合酶催化以引物为起始点的DNA链延伸反应。以上三步为一循环，每一循环的产物可以作为下一循环的模板，数小时以后，介于两个引物之间的特异性DNA片段得到了大量复制，数量可达 10^6～10^7 拷贝。

由于PCR技术具有特异、灵敏度高（单细胞可检测）、产率高、快速（3 h 左右）、简便、重复性好、易自动化等突出优点，能在一个试管内将所要研究的目的基因或某一DNA 片段于数小时内扩增至十万乃至百万倍，使肉眼能通过扩增产物直接观察和判断目的片段的存在，应用前景非常广阔。人们研究了SRY基因以后，根据该基因的核心序列，设计特异引物进行 PCR 扩增、电泳检测，出现特异带的为雄性，不出现此带的为雌性。由于 SRY 基因在哺乳动物中高度保守，因此相同引物可以鉴别不同动物，该种方法准确率达 95%～100%，该技术应用使性别鉴定取得突破性进展，但该方法要求切实防止污染以防假阳性的出现。

三、实验用品和材料

1. 器材　牙签、剪刀、镊子、离心管、PCR管、恒温水浴锅、冰箱、天平、移液器、微波炉、PCR仪、旋涡振荡器、电泳仪、电泳槽、低温高速离心机、紫外检测仪、烧杯、量筒、试剂瓶、乳胶手套、三角瓶。

2. 试剂　0.2 mol / L NaOH溶液、0.04 mol / L HCl溶液、10×PCR缓冲液、25 mmol / L $MgCl_2$、2.5 mmol / L dNTP、10μmol / L SRY引物、5 U / μl Taq酶溶液、无菌水、琼脂糖、溴化乙啶、1×TAE电泳缓冲液、DL 2000标准分子量。

四、实验方法与步骤

1. 口腔黏膜上皮细胞或毛发样品DNA的提取

（1）男生口腔黏膜上皮细胞或带完整毛囊组织的毛发数根，女生口腔黏膜上皮细胞或带完整毛囊组织的毛发数根作为对照。

（2）剪下带毛囊的发根部分，放入一个200 μl PCR管，加20 μl的0.2 mol / L NaOH溶液，75 ℃温育30 min（在有热盖的PCR仪中反应，以避免水分蒸发）。

（3）加入100 μl的0.04 mol / L HCl中和。

（4）12 000 r / min 离心5 min去除未溶解的沉淀物，上清转入1个新管，DNA就在水溶液中。

2. SRY 基因的 PCR 扩增

（1）扩增人的 SRY 基因，所用引物为：SRY1：5'- GATAGA GTG AAG CGA CCC ATG - 3'，SRY2：5'- ATC TTC GCC TTC CGA CGA GG - 3'，扩增片断长 239 bp。

（2）每个样品反应体系为 25 μl，首先将下列成分预混，再分装为 3 个管：

表 2-19-1 反应体系预混成分

试剂名称	试剂量
PCR 缓冲液	7.5 μl
dNTP（2.5 mmol）	6.0 μl
$MgCl_2$（25 mmol）	6.0 μl
SRY 引物 1（10 μmol）	3.0 μl
SRY 引物 2（10μ mol）	3.0 μl
Taq 酶	1.5 μl
灭菌水	30 μl

在 0.2 ml PCR 管中每管分装 19 μl 的预混液，再在其中 1 管加入 6 μl 男生头发毛囊细胞 DNA，另 1 管加入 6 μl 女生头发毛囊细胞 DNA，1 管加入 6 μl 无菌水，反应体系配好后，放入 PCR 仪中扩增，扩增程序如下：

（3）PCR 反应条件为：94℃，3 min；（94℃，1 min；51℃，1 min；72℃，1 min）循环 30 次；72℃，10 min。

3. 电泳检测制备 1 %的琼脂糖凝胶，取 15 μl PCR 产物，加 3 μl 的 loading buffer，混匀，点样，同时点 DNA 分子量标记，在 5 V / cm 的电压下电泳，电泳结束后用荧光染料溴乙啶（EB）染色，紫外光下观察 DNA 条带，用凝胶成像系统输出照片，并进行有关的数据分析。如图 2-19-1 所示，男性材料可见 239 bp 的特异性扩增片段。

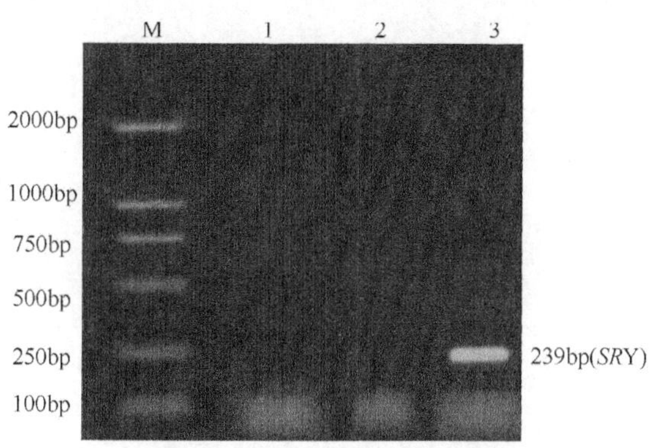

图 2-19-1 *SRY* 基因电泳检测

M 为 DL2000，1 为空白对照，2 女性 DNA（阴性对照），3 男性 DNA

五、注 意 事 项

1. 用毛囊细胞提取 DNA 时，采样前应清洗头发，因出油后拔取毛发时不易带出毛囊细胞。

2. 实验同时设空白对照和阴性对照。
3. PCR 检测要求切实防止污染以防假阳性的出现。

六、思 考 题

1. 性别基因诊断的原理与价值何在?
2. PCR 技术的原理与基本操作过程怎样?
3. 人类个体的表型性别是由哪种基因决定的?
4. SRY 基因片段检测性别具有广泛的实际应用价值?

实验二十　细菌抑制筛选试验

一、实 验 目 的

1. 了解 Guthrie 细菌抑制法筛查先天性氨基酸代谢缺陷症的原理和用途。
2. 掌握 Guthrie 细菌抑制法筛查苯丙酮尿症的方法。

二、实 验 原 理

先天性氨基酸代谢缺乏症是由于体内缺乏某种酶，导致该酶的作用物在血液或尿液中大量出现而引起的疾病。这类先天性代谢缺陷症，大部分发生在婴儿时期，发病的症状表现有智力迟钝、发育不良、周期性呕吐、沉睡、搐溺、共济失调、昏迷等。目前已发现的氨基酸代谢病已达 30 多种。

苯丙酮尿症（ phenylketonuria，PKU ）是一种常见的氨基酸代谢缺乏症，是由于苯丙氨酸代谢途径中的酶缺陷，使得苯丙氨酸不能转变成为酪氨酸，导致苯丙氨酸及苯丙酮酸在体内蓄积并从尿液中大量排出，进而影响大脑及神经系统的发育，造成不可逆的智力障碍。临床症状主要表现为智能低下，惊厥发作和色素减少。本病属于常染色体隐性遗传病。目前世界上发达国家已将新生儿 PKU 筛查列为常规检查 ,从而使 PKU 发病率大为下降。

细菌抑制法是筛查先天性氨基酸代谢缺陷症的经典方法。美国学者 Guthrie 在 20 世纪 60 年代创造了该方法。其原理是：某种特异的营养缺陷型细菌必须要在有某种氨基酸的底物才能正常生长，若用特异代谢拮抗物来对抗相应的氨基酸，则细菌的生长就会受到抑制，但若某种氨基酸或其代谢物在血中的含量大到足以克服对抗物对其的对抗作用，细菌又可正常生长。

Guthrie 细菌抑制法用于筛查苯丙酮尿症的原理是：枯草杆菌的营养缺陷型芽孢的生长需要苯丙氨酸，如果在枯草杆菌的培养基上加入苯丙氨酸拮抗剂，则枯草杆菌就不能生长。p-噻吩丙氨酸是苯丙氨酸的拮抗剂。在含有抑制剂 p-噻吩丙氨酸和枯草杆菌芽孢的培养基上，放上收集了血液样品的滤纸，当血液中的苯丙氨酸的含量时增大，滤纸片周围的细菌生长环大；反之，生长环小或不生长。环的直径大小与苯丙氨酸的含量成正比，与已知浓度的苯丙氨酸的菌斑比较，就可半定量分析测定标本中的苯丙氨酸浓度。在滤纸上收集血液样品方便简单，另外，可同时处理大量标本，因此，此法特别适合于新生儿筛查。

三、实验用品和材料

1. 器材　高压灭菌锅、离心机、水浴箱、试管、烧杯、量筒、吸管、离心管、滤纸、无菌镊子、打孔器等。

2. 试剂

（1）菌种传代、保存和细菌悬浮液的制备：将枯草杆菌（ATCC6633）接种在普通培养基上，置于 4℃保存，3 个月接种 1 次；也可以在 60℃干燥成粉末后，40℃下保存可储存 1 年。

（2）细菌芽孢悬浮液制备：将枯草杆菌在马铃薯-琼脂培养基上先培养 1 d，次日取出纯菌落，再接种于马铃薯-琼脂培养基上，置于 37℃下培养 1 周后，用 5 ml 注射水洗脱培养基斜面上的细菌，倾入试管内，置于 65℃水浴中 0.5 h，使枯草杆菌成为芽孢。离心 10 min，弃上清液，再加入注射 5 ml 水，混匀，离心，弃去上清，反复洗涤 3 次，再置于 65℃水浴中 0.5 h，使其完全变成芽孢，贮于冰箱备用。用时将细菌芽孢液稀释成悬液（在 550 nm 处调光密度至 0.53～0.55 为合适），置于 4℃保存。每次配制 200 ml 培养基时需加入 2 ml 悬液。

（3）培养基质的配制：在 50～55 ℃下加热融化 100 ml 3 %的琼脂，加入 90 ml 已预热至 50～55 ℃的氨基酸-盐溶液、10 ml 10 % 蔗糖、0.3 ml 0.01 mol / L β-2-噻吩丙氨酸、细菌芽孢悬液 2 ml。

（4）氨基酸-盐溶液的配制：30.0 g K_2HPO_4，10.0 g KH_2PO_4，5.0 g NH_4Cl，1.0 g NH_4NO_3，1.0 g Na_2SO_3，1.0 g L-谷氨酸，1.0 g L-门冬酰胺，1.0 g L-丙氨酸，100 mg $MgSO_4 \cdot 7H_2O$，10 mg $MnCl_2 \cdot 4H_2O$，10 mg $FeCl_3 \cdot 6H_2O$，5 mg $CaCl_2$。将以上试剂依次溶于 900 ml 蒸馏水中，pH 6.8～7.0。分装成 90 ml 一瓶，灭菌备用。

（5）马铃薯-琼脂培养基制备：去皮马铃薯切成薄片（切好放入水中），每 200 g 马铃薯加水 1000 ml，置于 80℃下浸泡 1 h。用纱布过滤，稀释至 1 000 ml。再高压灭菌 30 min 即成马铃薯浸液。每 100 ml 马铃薯浸液加入 2 g 葡萄糖，1.5～2 g 琼脂，在 667 kPa 压力下灭菌 30 min 备用。

四、实验方法和步骤

1. 取血：将采血部位洗净、消毒，用滤纸吸取末梢血，让血液饱和滤纸，将滤纸在空气中干燥。

2. 在培养基质中加入 0.3 ml 的浓度为 0.01 mol / L 的拮抗物 β-2 噻吩丙氨酸。

3. 50～55 ℃水浴加热，加入细菌芽孢（枯草杆菌 ATCC6633）悬浮液 2 ml，混匀之后，静置以便凝胶形成。

4. 用打孔器将干滤纸血片打成直径为 6 mm 的圆片。

5. 用无菌镊子将滤纸血片放在琼脂培养基表面。

6. 在对照位点处，分别加入 20、40、60、80、120、200 mg / L 的苯丙氨酸标准液，其量相当于加入在滤纸片上的血量。

7. 加盖倒置培养，37 ℃孵育 12～24 h。

8. 观察滤纸血片周围的混浊圆形带，若显示有细菌斑生长，测量其直径，并与标准液相比较计算出血中氨基酸的浓度。

9. 结果：苯丙氨酸以超过 40 mg / L 为阳性。甲硫氨酸超过 20 mg / L、酪氨酸超过 3 mg / L 为阳性。

五、注 意 事 项

1. 采血时间为出生后 72 h～7 d，并充分哺乳；因其他原因没有采血者，最迟不宜晚于出生 20 d。

2. 所有试剂、样本应视为潜在的传染源，实验结束时一定要用高压灭菌或消毒液浸泡处理。

3. 合格滤纸干血片标准：每个血斑直径大于 8 mm；血滴自然渗透，滤纸两面血斑一致；血斑无污染。

六、思　考　题

1. Guthrie 细菌抑制法筛查苯丙酮尿症的原理是什么？
2. Guthrie 细菌抑制法还可以筛查哪些先天性氨基酸代谢紊乱？

实验二十一　血清肌酸激酶活性的测定

一、实 验 目 的

1. 掌握酶活性测定的基本原理。
2. 了解血清肌酸激酶活性测定的方法和原理。

二、实 验 原 理

磷酸肌酸和二磷酸腺苷（ADP）在肌酸激酶（CK）的催化下，磷酸肌酸转换为肌酸，伴随产生一个 ATP 分子。然后通过利用 ATP 将葡萄糖磷酸化，生成葡萄糖-6-磷酸。己糖激酶（HK）催化葡萄糖与 ATP 反应，生成葡萄糖-6-磷酸（G6P），6-磷酸葡萄糖脱氢酶（G6PD）催化 G6P 氧化生成 6-磷酸-葡萄糖，氧化型辅酶Ⅱ（NADP）随之被还原成还原型辅酶Ⅱ（NADPH），在 340 nm 观测 NADP 还原速率可求出 CK 的活力。

Duchenne 型肌营养不良（DMD）是一种 X 连锁隐性（XR）遗传病。患者在发病早期就可出现肌酸激酶水平增高。因此，可以用肌酸激酶的活性作为 DMD 的一个诊断指标。血清肌酸激酶的活性可用分光光度法测定。肌酸经肌酸磷酸激酶催化，通过丙酮酸转变为乳酸的反应而磷酸化。该反应与还原型 NADPH 的氧化作用相偶联，后者通过在 340 nm 处测定光密度的降低而体现。光密度降低程度反映了酶活性的高低。

三、实验用品和材料

1. 器材　试管、吸管、比色杯、分光光度计。

2. 试剂

（1）2 mol / L 甘氨酸储存缓冲液（pH 9.0）：将 37.5 g 甘氨酸和 13.05 g $Na_2CO_3 \cdot H_2O$ 溶解于去离子水中。用 0.1 mol / L NaOH 或 0.1 mol / L HCl 调 pH 至 9.0 。用去离子水定容至 250 ml。分装在 20 ml 试管内。高压消毒 20 min，然后置于 4℃ 保存。

（2）0.1 mol / L 甘氨酸缓冲液（pH 9.0）：用去离子水稀释 2.5 ml 2 mol / L 甘氨酸储存缓冲液至 50 ml。

（3）标准酶溶液（45～60 Sigma 单位）：将 1.0 ml 混合的人血清 3.3 mg 兔肌酸磷酸激酶（CPK）混合，振摇混匀。将 0.1 ml 悬液与 99.9 ml 混合人血清混匀后，分装 0.2 ml 于试管内。置于−20℃储存。

（4）辅酶混合溶液：在分装的冷的 2 mol / L 甘氨酸储存缓冲液（pH 9.0）中，加入以下试剂：11.4 mg Sigma DPNHNa（1 瓶干的 Sigma 试剂用 3.3 ml 去离子水配制，置于−20℃保存）、0.9l ml Sigma ATP 谷胱甘肽试剂、10.0 mg 磷酸丙酮酸和 26.6 mg $MgSO_4 \cdot 7H_2O$。混匀，用缓冲液定容至 10 ml。

（5）缓冲液/基质溶液：将 43.8 mg 无水肌酸溶解于 5 ml 0.1 mol / L 甘氨酸缓冲液内（pH 9.0）。在 40～50℃水浴中加热至溶解。

四、实验方法和步骤

1. 在 1 支 11 mm×75 mm 试管内混合下列试剂制备反应混合液：0.2 ml 血清或血浆标本、1.8 ml 盐水（0.85 % NaCl 溶液）、1.4 ml 辅酶混合溶液和 0.1 ml 丙酮酸激酶 / 乳酸脱氢酶悬液。用玻棒将其充分混匀，于室温下静置 15 min。

2. 半径为 l cm 的比色杯内加入 1.0 ml 反应混合液。再各加入 1.0 ml lmol / L 甘氨酸缓冲液（空白杯）或缓冲基质（测试杯）。用玻棒混匀。

3. 将空白杯的 OD_{340} 调至读数 0.300。记录 0 min 时测试杯的 OD_{340} 读数（E_1）。

4. 整 10 min 时，再将空白杯的 OD_{340} 调至读数 0.300。记录测试杯的 OD_{340} 读数（E_2）。

5. 计算

（1）从 E_1，减去 E_2 即得 ΔE_{10}。

（2）按 Sigma 技术说明所列公式简化以计算酶活性：

$$\frac{\Delta E_{10}\times \text{溶液体积}\times 1000\times \text{温度校正因子(T.C.)}}{\text{消光系数340nm}\times \text{标体体积}\times \text{时间(min)}}$$

即

$$\frac{\Delta E_{10}\times 2\times 1000\times \text{T.C.}}{6.2\times 0.057\times 10}$$

即　Sigma 单位$=\Delta E_{10}\times$T.C. $\times 565$

（3）按表 2-21-1 可代人 T.C。

6. 诊断标准

（1）健康人的酶活性一般为 0～12 Sigma 单位。

（2）在早期或症状前的 Duchenne 肌营养不良症患者的酶活性有时可高达 600 Sigma 单位或以上。携带者仅略高于正常人。

（3）其他肌肉疾病可能导致酶活性增高，但增高的幅度小，且经治疗后可降低。

表 2-21-1　不同温度的校正因子表

比色杯温度 / ℃	校正因子	比色杯温度 / ℃	校正因子
20	1.55	29	0.81
21	1.41	30	0.77
22	1.28	31	0.74
23	1.17	32	0.71
24	1.07	33	0.68
25	1.00	34	0.66
26	0.94	35	0.64
27	0.89	36	0.62
28	0.85	37	0.61

7. 可通过酶活性检测而诊断的遗传代谢病（见表 2-21-2）

表 2-21-2　可通过酶活性检测而诊断的遗传代谢病

疾　病	缺陷的酶	采样组织
白化病	酪氨酸酶	毛囊
半乳糖血症	半乳糖-1 磷酸-尿苷转移酶	红细胞
黑朦性痴呆	氨基己糖酶	白细胞
高雪病	葡萄糖苷酶	皮肤成纤维细胞
腺苷脱氨酶缺乏症	p 腺苷脱氨酶	红细胞
糖原贮积 I 型	葡萄糖-6-磷酸酶	肠黏膜
精氨酸琥珀酸尿症	精氨酸琥珀酸裂解酶	红细胞
胱硫醚尿症	胱硫醚酶	肝、红细胞
组氨酸血症	组氨酸酶	指甲
枫糖尿病	支链酮酸脱羧酶	肝
苯丙酮尿症	苯丙氨酸羟化酶	肝
酪氨酸血症	对羟苯丙酮酸羟化酶	肝
瓜氨酸血症	精氨酸琥珀酸合成酶	皮肤成纤维细胞

五、注 意 事 项

1. 健康人的酶活性一般介于 0～12 Sigma 单位。
2. 在症状前或早期的 Duchenne 肌营养不良症患者有时候可以≥600 Sigma 单位。
3. 其他肌肉疾病的酶活性有可能增加，大幅度不大，经治疗后可以降低酶活性。

六、思　考　题

1. 肌酸激酶酶活性测定的原理是什么？
2. 肌酸激酶酶活性测定，操作时需要注意哪些问题？

实验二十二　肝豆状核变性病的筛查

一、实 验 目 的

1. 掌握比色法测定蛋白质含量的基本原理和方法。
2. 了解血清铜蓝蛋白测定的原理和方法。

二、实 验 原 理

蛋白质的浓度测定，主要是利用蛋白质的理化性质来进行，如双缩脲法、Folin-酚法、凯氏定氮法、考马斯亮蓝法、紫外吸收法及水合茚酮法等，都是一些常规的方法。

肝豆状核变性（Wilson 病）是一种人类常染色体隐性遗传的铜代谢障碍性疾病，大量铜沉积于组织器官内引起基底节变性、肝硬化和肝损伤。大多数患者缺乏运铜血清氧化酶-铜蓝蛋白。铜蓝蛋白是血清氧化对苯二胺（PPD）需要的主要氧化酶。它能将 PPD 从无色的还原型氧化成淡紫色的半醌（semi-quinone）型。所生成的半醌型的 PPD 的量，可以在 530 nm 处测定其吸收值。

三、实验用品和材料

1. 器材　分光光度计、比色管、试管、移液管、pH 试纸、吸管。

2. 试剂

（1）对苯二胺（*p*-phenlenediamine，PPD）：重结晶方法：用沸腾去离子水制备二氯化对苯二胺饱和溶液。加入活性炭脱色，趁热过滤，将冷却的无色滤液重结晶。待结晶物干燥后，置于真空干燥器内避光保存。

（2）0.5 % PPD 溶液：要求现配现用，在使用前用去离子水制备 0.5 % 溶液。

（3）0.4 mol / L 醋酸缓冲液（pH 5.5）：将 54.436 g 三水合醋酸钠（$NaAc{\cdot}3H_2O$）溶解于 800 ml 去离子水内。用冰醋酸调 pH 至 5.5（约用 3 ml）。用去离子水稀释，定容至 1000 ml，置于 4℃ 保存。

（4）0.5 % 叠氮化钠（NaN_3）溶液：用去离子水制备 0.5 % 溶液。

四、实验方法和步骤

1. 取具有玻璃塞的 15 ml 试管两支，各加入 8 ml 醋酸缓冲液。再各加入 0.1 ml 血清。
2. 将试管分别标记“对照”和“测试”。
3. 在对照管内加入 1 ml 0.5 % 叠氮化钠（NaN_3）溶液，混匀。
4. 将两支试管置于 37℃ 水浴内 5 min。
5. 各试管加入 1 ml 0.5 % PPD 溶液（预热至 37℃）（加液时间相隔 30 s），混匀。将试管置 37℃ 水浴 60 min。

6. 在测试管内加入 1 ml 0.5 %叠氮化钠（NaN_3）溶液，混匀，冰浴 30 min。

7. 取出试管，将管内溶液在 530 nm 比色。用去离子水调 OD 读数至 0。如果溶液读数过高，可先用醋酸缓冲液稀释。计算结果时，将所稀释的倍数计入。

8. 计算 $OD_{测试}-OD_{对照}=OD$（单位）

9. 判断标准：正常成人值：男性 0.409 ± 0.091（0.260～0.590）；女性 0.41 ± 0.087（0.255～0.642）。正常儿童值：男性 0.47 ± 0.135（0.210～0.760）；女性 0.51 ± 0.155（0.300～0.750）。纯合子的血清铜蓝蛋白浓度极低，有的甚至测不出。携带者的值为正常值的半数或相等。

五、注意事项

1. PPD 预热时的加液时间间隔要把握好。
2. PPD 结晶物要真空避光保存。

六、思考题

1. 血清铜蓝蛋白测定的原理是什么？
2. 进行血清铜蓝蛋白测定，操作时需要注意哪些问题？

实验二十三　ABO 血型与 PTC 尝味试验

一、实 验 目 的

1. 掌握 ABO 血型的测定方法与原理加深对共显性遗传的理解。
2. 通过 PTC 尝味试验，了解不完全显性遗传。

二、实 验 原 理

1. 在人类的红细胞膜上存在着 A 和 B 两种抗原（ A 凝集原和 B 凝集原）；同时，血清中有抗 A 和 B 的两种天然抗体（ a 凝集素与 b 凝集素）。红细胞膜上的 A 抗原与另一人体内血浆中的抗 A 抗体相遇或 B 抗原与抗 B 抗体相遇时会发生红细胞凝集反应。故可利用已知含抗 A 凝集素和抗 B 凝集素的诊断血清，分别与被测者的红细胞混合，根据是否发生红细胞凝集反应，判断红细胞所含的凝集原，从而鉴定其血型。

2. 人类对苯基代硫脲（简称苯硫脲，PTC）的尝味能力属于不完全显性遗传。此药物呈白色结晶状，有苦涩味。基因型为 TT 和 Tt 的人，对 PTC 都有尝味能力（称 PTC 尝味者），但纯合子（TT）的尝味能力强（能尝出 1 / 75 万～1 / 300 万 PTC 溶液的苦涩味），杂合子（Tt）的尝味能力低（只能尝出 1 / 5 万～1 / 40 万 PTC 溶液的苦味）。基因型 tt 的人对 PTC 的味觉最差，甚至完全缺乏，称为 PTC 味盲（只能尝出> 1 / 2.4 万浓度溶液的苦味，甚至连 PTC 粉末结晶也尝不出其味）。

三、实验用品和材料

1. 器材　载玻片、一次性采血针、酒精棉球、干棉球、显微镜、计算器。
2. 试剂　A、B 标准血清、耳垂血或手指血、三种不同浓度的 PTC 溶液。

四、实验方法和步骤

（一）ABO 血型的测定

1. 一张清洁的双凹载玻片，于左半部加一滴 A 型标准血清（含抗 B 凝集素），于右半部加一滴 B 型标准血清（含抗 A 凝集素）。

2. 用酒精棉球消毒耳垂，用一次性采血针刺耳垂。待出血后用一次性采血针的一端沾血少许，搅拌在 A 型标准血清中，拌匀后再用一次性采血针的另一端沾血少许，搅拌在 B 型标准血清中。切记不能使 A、B 血清相混。

静置 1 min 后，观察凝集现象。凡红细胞分散者为不凝集，而红细胞成群且有黏连者为凝集。不明显的用显微镜观察。按下表判定血型（表 2-23-1）。

表 2-23-1 ABO 血型凝集反应

A 型血清	B 型血清	血型
–	–	O 型
+	–	B 型
–	+	A 型
+	+	AB 型

（凝集者画“+”，不凝集者记“–”）

（二）PTC 尝味

分别在每位试验者口中滴入数滴不同浓度的 PTC 溶液（1 / 75 万、1 / 5 万、1 / 2.4 万三种浓度从低浓度到高浓度依次尝试），仔细品尝，并将新感觉到的味（有无苦涩味）记录于下表中。最后根据尝味结果，分析你的基因型与尝味能力（表 2-23-2）。

表 2-23-2 PTC 尝味试验

PTC 浓度	有无苦涩味	基因型	表现型
1 / 75 万			
1 / 5 万			
1 / 2.4 万			

五、注 意 事 项

1. 检查采血针，确保包装完整、无破损，再使用。
2. 标准血清必须有效。
3. 红细胞悬液不宜过浓或过稀。
4. 判定结果要注意时间，过短会发生假阴性，时间过长会引起标本干燥。
5. 滴加红细胞悬液时注意滴管不要触及标准血清。
6. 苯硫脲尝味试验，从低浓度到高浓度逐个用吸管滴一滴在舌头上尝味；如果尝不出味道，可取少许粉末放在舌头上，再次尝试。

六、思 考 题

1. 你的 PTC 尝味能力属于哪一类型?能尝出何种浓度 PTC 溶液的苦涩味?基因型如何?将结果填于上表中。
2. 本班或本年级 PTC 尝味能力的基因频率是多少?
3. 本班或本年级 ABO 血型的基因频率是多少?

实验二十四　遗传病系谱分析

一、实 验 目 的

1. 通过对相关遗传系谱的分析，初步掌握单基因病的遗传方式与特点。
2. 熟悉系谱分析的方法。

二、实 验 原 理

系谱分析（pedigree analysis）是研究遗传病的一个常用的方法。其基本方法是：先详细调查某种性状或疾病在家族各成员中的分布情况，再以特定的符号和格式绘制成图谱；通过图谱反映家族各成员相互关系和遗传病的发生情况，然后根据孟德尔遗传规律分析，可以判断某种性状或遗传病是属于哪一种遗传方式（单基因遗传、多基因遗传）。如果是单基因遗传，还可确定是显性、隐性或性连锁遗传，确定各成员的表现型和基因型，并可进一步进行遗传病再发风险估算。

三、实 验 用 具

有关遗传病例的图谱。

四、实验内容和方式

1. 方式
（1）独自完成
（2）课堂讨论
2. 讨论内容
（1）视网膜母细胞瘤，基因符号用 A、a 表示（图 2-24-1）。
（2）进行性肌营养不良，基因符号用 B、b 表示（图 2-24-2）。
（3）遗传性肾炎，基因符号用 C、c 表示（图 2-24-3）。
（4）先天性肌弛缓，基因符号用 D、d 表示（图 2-24-4）。
3. 分析步骤及要求
（1）根据系谱特点判断遗传方式
常染色体显性遗传（autosomal dominat inheritance，AD）
常染色体隐性遗传（autosomal recessive inheritance，AR）
X 连锁隐性遗传（X-linked recessive inheritance，XR）
X 连锁显性遗传（X-linked dominat inheritance，XD）
（2）说明判断依据。
（3）说明患者与其父母基因型。

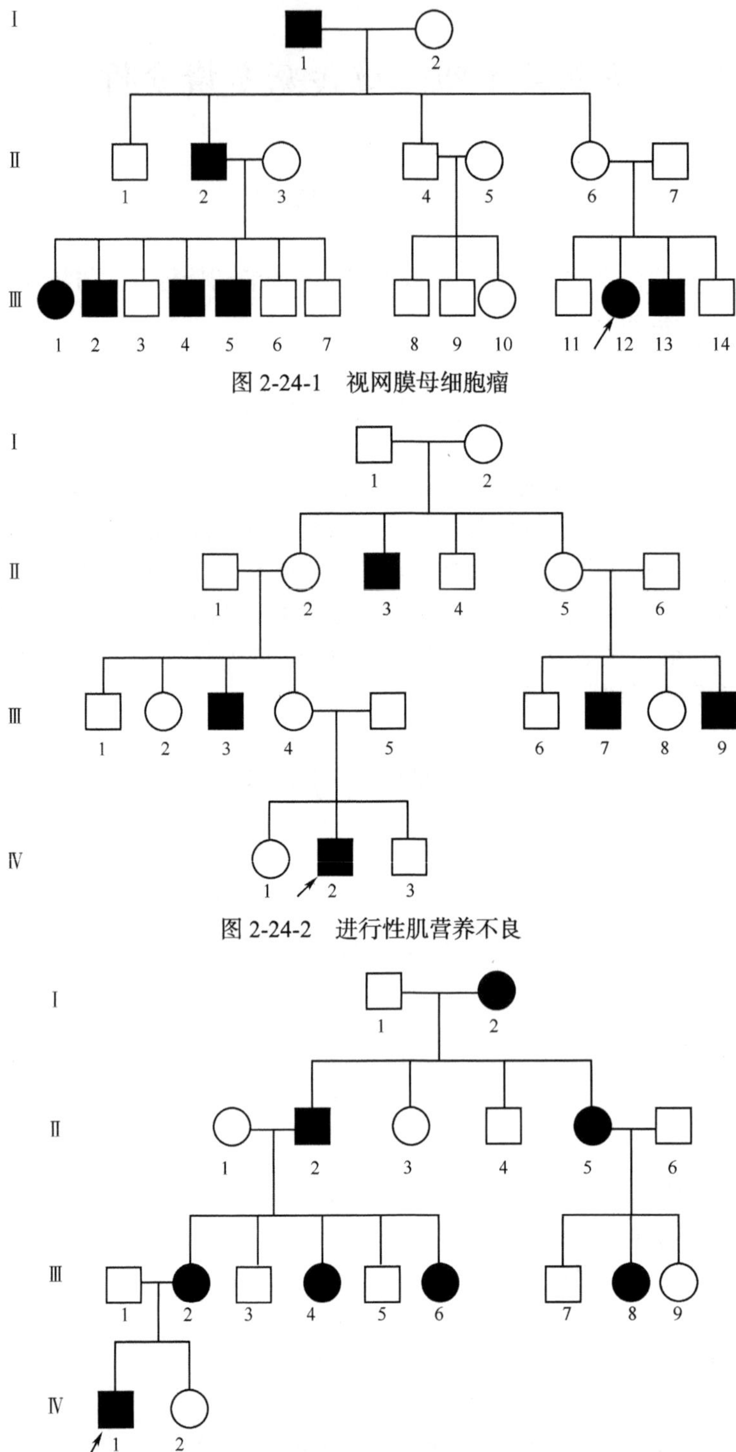

图 2-24-1　视网膜母细胞瘤

图 2-24-2　进行性肌营养不良

图 2-24-3　遗传性肾炎

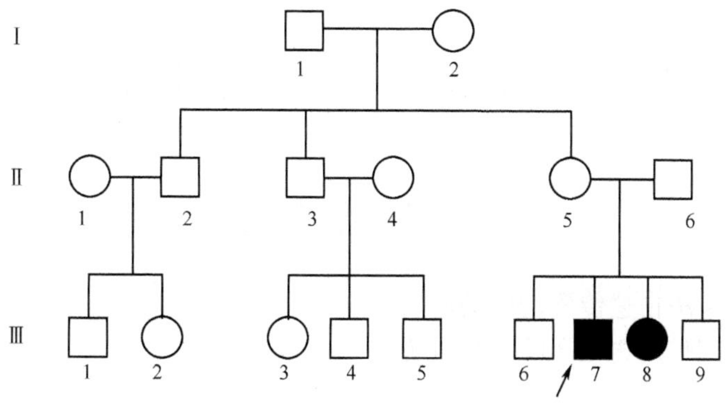

图 2-24-4　先天性肌弛缓

五、思　考　题

1. 一对正常夫妇，生有一个白化病兼并指（趾）畸形的患儿。经调查患儿父母双方家系中，并未发现白化病和并指（趾）患者。已知白化病和并指（趾）基因分别在不同对染色体上。白化病基因为隐性，并指（趾）基因为显性。请写出患儿及其父母基因型。如果患儿父母再生育子女，试估计白化病和并指（趾）的发病率为多少？此患儿长大后，能生成几种基因组合的配子？他和正常指（趾）但是一个白化病基因的携带者结婚，试估计他们后代的表型及基因型。

2. 一个家系中，父亲（$Ⅰ_1$）为血友病患者，母亲（$Ⅰ_2$）表现正常，他俩共生二男（$Ⅱ_1$、$Ⅱ_2$）和二女（$Ⅱ_3$、$Ⅱ_4$）。子代$Ⅱ_1$为色盲患者，$Ⅱ_2$、$Ⅱ_3$、$Ⅱ_4$表型正常。$Ⅱ_3$与一正常男人结婚，生二儿子（$Ⅲ_1$、$Ⅲ_2$），$Ⅲ_1$表型正常，$Ⅲ_2$为血友病患者。$Ⅱ_4$与另一正常男子结婚，只生一个儿子（$Ⅲ_3$）患有血友病兼色盲。根据上述情况，要求：

（1）绘出此家系系谱图。

（2）分析后得出下列问题的结论

1）子Ⅱ代中是否也可能生出血友病的儿子？

2）$Ⅱ_1$的色盲基因是从哪里传来的？

3）$Ⅲ_1$为什么会患血友病兼色盲？

（3）写出该系谱中各人的基因型。

实验二十五　Bayes 法在遗传咨询中的应用

一、实 验 目 的

1. 掌握 Bayes 法在遗传咨询中的应用。
2. 熟练掌握遗传病再发风险的估计方法。

二、实 验 原 理

在单基因遗传病的发病风险预测时，如果不考虑患者家系中实际遗传情况，而只按染色体分离与遗传方式计算，所获得的 1 / 4 或 1 / 2 的发病率或再发风险概率，常常是不够准确的。1963 年，Bayes 提出了一种确认两种相斥事件相对概率的理论。应用这一理论进行遗传咨询时，它不仅考虑了该病的遗传规律和基因型，同时也考虑到了该患者家系中的具体发病情况。因此，应用 Bayes 法能准确推算出单基因遗传病的发病风险或再发风险，故在遗传咨询中此方法国际上已普遍被推广和被应用。

介绍应用 Bayes 法计算时几个常用概念：

（1）前概率（prior probability）：指所研究事件的概率，按照单基因遗传定律或系谱特点得出的理论概率，即根据基因分离律得出的理论概率，提示一个个体是携带者的可能性（概率）是多少，不是携带者的可能性（概率）是多少。

（2）条件概率（conditional probability）：指从系谱中提供的遗传信息来确定的真实性情况的概率。即一个个体如果是携带者，可根据该家系中的遗传参考信息，计算出可能生有遗传病子女的概率和出生不是遗传病子女的概率。

（3）联合概率（ioint probability）：指某一种基因型前提下前概率和条件概率所说明的两个事件同时出现的概率，即前概率和条件概率之积。

（4）后概率（posterior probability）：指每一事件（每一基因型）下的联合概率除以各事件联合概率之和，即联合概率的相对概率。

应用 Bayes 法计算程序，即可更准确估计出各种单基因遗传病的发病风险或再发风险。

三、实验内容与方法

1. X 连锁隐性（XR）遗传病发病风险的估计

DMD 是一种 XR 遗传病，以男性发病为主，患儿的母亲为携带者。以一个 DMD 家系（图 2-25-1）为例，说明 Bayes 法的计算步骤与计算结果。

如图 2-25-1 所示，咨询者询问的是IV_1将来发病风险如何？

如果按孟德尔遗传规律计算，II_1、II_2都已发病，表明这一家系中，致病基因不是因为新突变产生，而是从隐性致病基因携带者 I_1 传来，即他们的母亲 I_1 肯定是携带者，因此，根据其亲缘关系得知，II_3是携带者的概率为 1 / 2，III_5是携带者的概率为 1 / 4，IV_1发病的风险则是 1 / 8。

但是，如果按 Bayes 法计算，结果则完全不同。首先按表 2-25-1 所示，先计算出Ⅱ$_3$是携带者的概率。在不考虑其生育的情况下，她是携带者的前概率为 1/2。

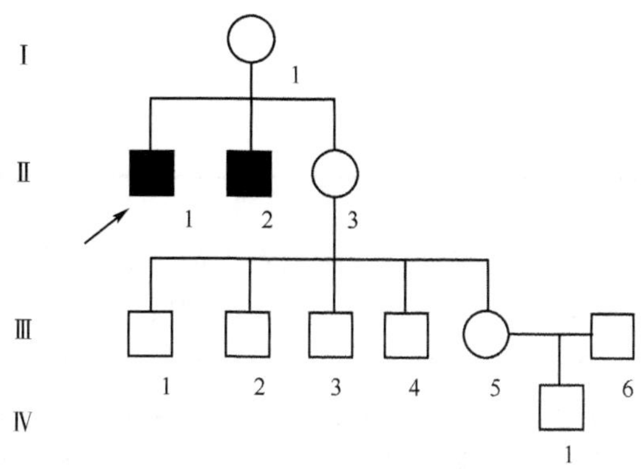

图 2-25-1　一个 DMD 系谱图

表 2-25-1　Ⅱ$_3$是携带者的概率

	X^AX^a	X^AX^A
前概率	1/2	1/2
条件概率	1/16	16/16
联合概率	1/32	16/32
后概率	$\frac{1/32}{17/32}=1/17$	$\frac{16/32}{17/32}=16/17$

但是，从系谱中可以知Ⅱ$_3$已经生出四个没有病的儿子Ⅲ$_1$、Ⅲ$_2$、Ⅲ$_3$、Ⅲ$_4$。这就是一个很重要信息，因此，如果Ⅱ$_3$是携带者，她连生四个儿子都无病的概率是1/2×1/2×1/2×1/2=1/16，如果Ⅱ$_3$不是携带者，她连生四个儿子都无病的概率是 1(16/16)，这是它们的条件概率，与前概率相乘，即得出各自的联合概率，分别为 1/32 和 16/32。将两项联合概率作为分母，将每项联合概率作为分子，即可得出各自的后概率，分别为 1/17 和 16/17。由此表明，Ⅱ$_3$是携带者的概率降低为 1/17，而不是 1/2；相反，Ⅱ$_3$不是携带者的概率增高到 16/17，而不是 1/2。

然后，计算 Ⅲ$_5$是携带者的概率。因为Ⅱ$_3$是携带者的后概率为 1/17 的概率将为 1/17 × 1/2 = 1/34，从而估计 Ⅳ$_1$的将来发病风险为 1/34 × 1/2 = 1/68。

这个结果表明，按 Bayes 法计算和仅按遗传规律计算的 Ⅳ$_1$ 的发病风险之间有较大的差异。这是因为 Bayes 法考虑的信息更全面，所以其结果更能反映家系子女发病的真实情况，预测的发病风险更为可靠和准确。

2. 常染色体显性（AD）遗传病发病风险估计

Huntington 病是一种延迟显性遗传病（AD 遗传病）。图 2-25-2 中就是本病的一个病例家系，说明按 Bayes 法计算 Ⅲ$_1$发病风险。

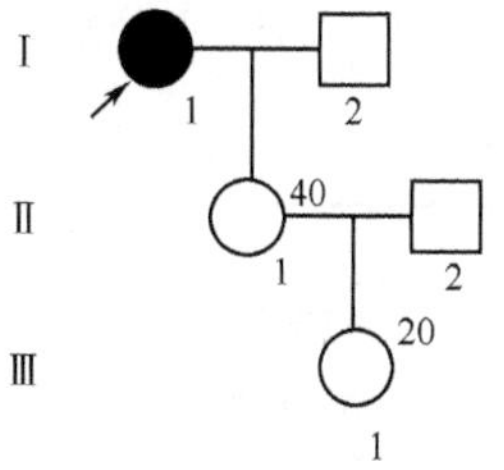

图 2-25-2　一个 Huntington 病的系谱图

表 2-25-2 II_1 为杂合体的概率

	Aa	AA
前概率	1/2	1/2
条件概率	3/10	10/10
联合概率	3/20	10/20
后概率	3/13	10/13

按孟德尔遗传规律计算，I_1 肯定为杂合体患者（Aa），$Ⅱ_1$ 为杂合体的前概率为 1 / 2，$Ⅲ_1$ 为杂合体，将来的发病风险为 1 / 4。但是如果按 Bayes 法计算，应先计算 $Ⅱ_1$ 为杂合体（Aa）的概率，见表 2-25-2。如表所示，$Ⅱ_1$ 是杂合体和不是杂合体的前概率各为 1 / 2，但从该家系中可找到另一个重要信息，即 $Ⅱ_1$ 已 40 岁尚未发病，根据图 2-25-3 的统计资料可知，Huntington 病杂合体（Aa）在 40 岁时致病基因表达的外显率为 70 %，20 岁时外显率为 10 %。因此，$Ⅱ_1$ 是杂合体，40 岁未发病的条件概率为 3 / 10；$Ⅱ_1$ 不是杂合体，40 岁未发病的条件概率为 10/10。依次求出的联合概率分别为 3 / 20 和 10 / 20；后概率分别为 3 / 13 和 10 / 13。

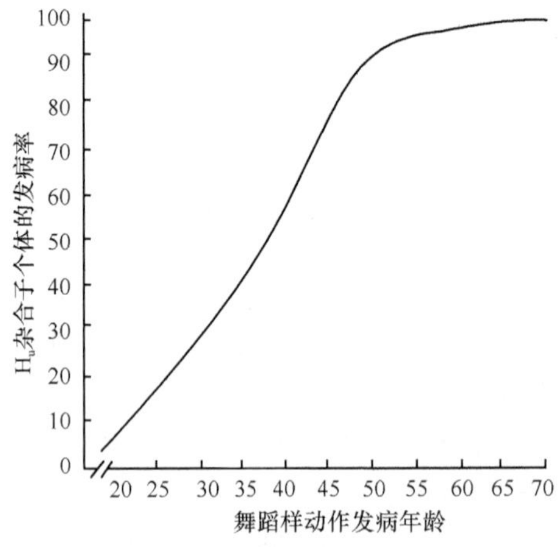

图 2-25-3 Huntington 病发病年龄分布

然后，再计算 $Ⅲ_1$ 是杂合体的概率（表 2-25-3）所示，$Ⅲ_1$ 是杂合体的前概率为 1 / 2 × 3 / 13 = 3 / 26，$Ⅲ_1$ 不是杂合体的前概率为 23 / 26。$Ⅲ_1$ 是杂合体，20 岁未发病的概率是 9/10；$Ⅲ_1$ 不是杂合体 20 岁未发病的概率为 10 / 10。 依次求出的联合概率，分别为 27 / 260 和 230 / 260。后概率分别为 27 / 257 = 0.105 和 230 / 257 = 0.895。

表 2-25-3 图中 III_1 为携带者的概率

	Aa	AA
前概率	3/26	23/26
条件概率	9/10	10/10
联合概率	27/260	230/260
后概率	27/257	230/257

因此，在该家系中，$Ⅲ_1$ 将来的发病风险，如按遗传规律计算为 1/4，即 0.25；若按

Bayes 法计算则仅为 0.105，两者相差非常悬殊，即 Bayes 法推算的发病风险更为准确。

3. 常染色体隐性（AR）遗传病发病风险估计

肝豆状核变性（HLD）是一种 AR 遗传病，以肝豆状核变性为例，说明 Bayes 法在常染色体隐性遗传病中的应用。

HLD 是因为铜在细胞中过量累积导致细胞病变，患者在发病早期（细胞尚未出现不可逆的病理变化前）用排铜药治疗，可以达到临床痊愈。然而，按遗传规律来测算 HLD 患者同胞的再发危险率（为 25%）的实际意义不大，临床生化检查（如血浆铜蓝蛋白、血清铜、尿铜的测定）在正常个体、HLD 基因携带者及 HLD 患者之间呈相互重叠（见表 2-25-4），单独应用其中的某一指标均不能提高再发危险率评估的正确性，Bayes 定理可综合每个生化指标所提供的信息，从而大大提高再发风险评估的准确性。

表 2-25-4　HLD 三种不同性状在血浆铜蓝蛋白、血清铜和尿铜的分组中所占的比例

指标与分组	HLD 的三种不同状态		
	正常个体	杂合体	患者
血浆铜蓝蛋白（μmol / L）			
<1.32	0.088（20）	0.0333（24）	0.991（106）
1.32～2.64	0.836（189）	0.583（42）	0.009（1）
>2.64	0.075（17）	0.083（6）	0.000（0）
合计	1.000（*n*=226）	1.000（*n*=72）	1.000（*n*=107）
血清铜（μmol / L）			
<9.42	0.004（1）	0.233（14）	0.967（97）
9.42～15.7	0.290（65）	0.533（32）	0.030（3）
>15.7	0.705（158）	0.233（14）	0.010（1）
合计	1.000（*n*=224）	1.000（*n*=60）	1.000（*n*=101）
尿铜（μmol / 24 h）			
<0.32	0.278（15）	0.147（5）	0.033（3）
0.32～1.28	0.630（34）	0.706（24）	0.044（4）
>1.28	0.093（5）	0.147（5）	0.923（84）
合计	1.000（*n*=54）	1.000（*n*=34）	1.000（*n*=91）

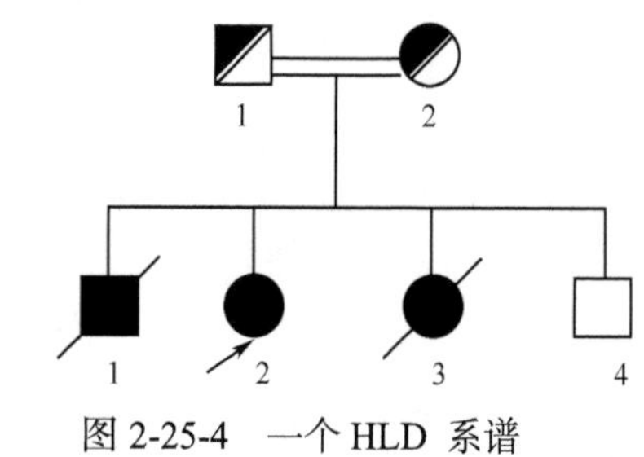

图 2-25-4　一个 HLD 系谱

如图 2-25-4 系谱所示，先证者与其兄妹都是 HLD 患者，现要评估先证者的弟弟 $Ⅱ_4$（目前临床正常）再发危险率是多少？$Ⅱ_4$ 现为 7 岁，根据发病年龄与发病风险关系曲线，知其发病风险率为 0.766；血浆铜蓝蛋白为 1.15 μmol / L，根据表 2-25-5，这一数值为正常个体、杂合子和（症状前）患者的条件概率依次为 0.088、0.333 和 0.991；血清铜为 13.0 μmol / L，根据表 2-25-5，这一数值为正常个体、杂合子和（症状前）患者条件概率分别为 0.290、0.533 和 0.030；尿铜为 1.68 μmol / 24 h，根据表 2-25-5，这一数值为正常个体、杂合子和（症状前）患者的条件概率分别为 0.093、0.147 和 0.923；另外，遗传指标酯酶 D 的分析显示 $Ⅱ_4$；个体为正常个体、杂合子和（症状前）患者的条件概率分别为 0.500、0.000 和 0.500（见表 2-25-5）。根据 Bayes 定理的计算公式计算出Ⅱ$_4$个体为正常个体、杂合子和（症状前）患者的后概率依次是 0.101、0.000 和 0.899，即Ⅱ$_4$个体再发危险率约为 90 %，排除了其为杂合子的可能；该Ⅱ$_4$经 3 年随访后证实为 HLD 患者，并立即进行了相应治疗，使症状得以控制，维持正常的学习和日常生活。

表 2-25-5　Ⅱ$_4$个体为正常个体、杂合子和（症状前）患者概率计算表

项　目	正常个体	杂合子	（症状前）患者
前概率	0.250	0.500	0.250
条件概率			
血浆铜蓝蛋白	0.088	0.333	0.991
血清铜	0.290	0.533	0.030
尿铜	0.093	0.147	0.923
酯酶 D	0.500	0.000	0.500
年龄 / 发病风险	1.000	1.000	0.766
联合概率	0.000 3	0.000 0	0.002 6
后概率	0.101	0.000	0.899

四、注 意 事 项

1. Bayes 计算时常用的几个概率的概念要清楚。
2. Bayes 估计遗传病再发风险的计算程序不能混淆。

五、作业与思考题

1. 什么是 Bayes 法？它在遗传咨询中有何作用和优越性？
2. 计算下列先天性聋哑系谱的中 Ⅳ$_2$为先天性聋哑的发危险率是多少（图 2-25-5）？

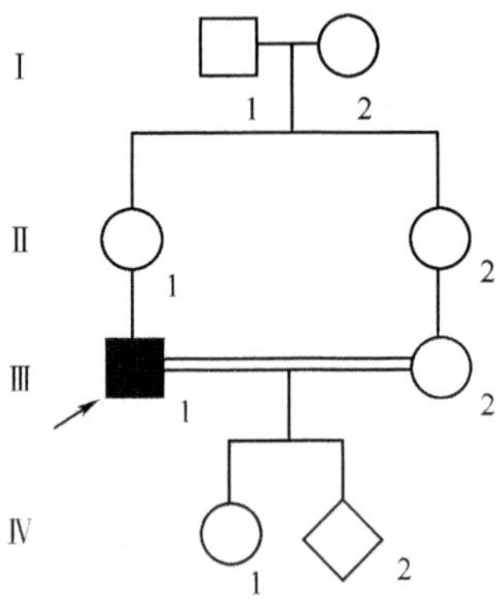

图 2-25-5　一个先天性聋哑系谱

第三篇　综合创新性实验

实验二十六　肥胖的判断标准与等级评定

一、实 验 目 的

了解肥胖的类型，掌握肥胖判断的标准与等级评定的方法。

二、实 验 原 理

人的体重是一种典型的多基因数量性状。肥胖症（adiposity）是一组常见的，古老的代谢症群，是指人体内脂肪堆积过多或分布不均匀。当人体进食热量多于消耗热量时，多余热量以脂肪形式储存于体内，其量超过正常生理需要量，且达一定值时遂演变为肥胖症。因体脂增加使体重超过标准体重 20 % 或体重指数 [BMI=体重（kg）/ 身高（m）^{2}] 大于 24 者称为肥胖症，如无明显病因可寻者称单纯性肥胖症，具有明确病因者称为继发性肥胖症。如无明显病因可寻者称单纯性肥胖症；具有明确病因者称为继发性肥胖症。

三、实验用品和材料

体重计、软尺、脂肪测量仪、皮褶卡钳。

四、实 验 方 法

（一）标准体重法

标准体重就是以身高为基础，按一定比例系数推算出的相应体重值，也称为理想体重。标准体重主要与身高有关，不受个人营养条件、种族及年龄的影响，但不适用于超力型人群，如运动员。下面就给大家介绍几种常用计算标准体重的方法。

1. 几种常用的标准体重法

（1）成年人标准体重的计算方法

成年人的标准体重（kg）= [身高（cm）− 100] × 0.9

例：一个身高 180 cm 的成年人，此人的标准体重=[180（cm）−100]×0.9 = 72（kg）

（2）成年男性与女性标准体重的计算

成年男性的标准体重（kg）= 身高（cm）−105

成年女性的标准体重（kg）= 身高（cm）−110

（3）南方人与北方人标准体重的计算

南方人的标准体重（kg）= [身高（cm）−150] × 0.6 + 48

北方人的标准体重（kg）= [身高（cm）−150] × 0.6 + 50

注：①南北方的划分以长江为界；②该标准来自中国军事医学科学院的调查。

2. 超重和肥胖的判断标准　由于人的体重与许多因素有关，不同人体之间都存在差异，在同一天不同的时间也会有一定的变化，加之所处地理位置（如地心引力的原因）、季节、气候、自身情况的不同，对体重也有一定影响，因而很难完全符合标准体重，就是指难以用一个恒定值来表示，而应当是一个数值范围。我们把标准体重 ±10%的数值范围称为正常值，超过这一范围，就可称之为异常体重（表 3-26-1），对于肥胖来说又可以分为两种程度（表 3-26-2）。

表 3-26-1　标准体重判断表

与标准体重比较	体重情况
实际体重低于标准体重 20 %	消瘦
实际体重低于标准体重 10 %	偏瘦
实际体重在标准体重+/−10 %之间	正常
实际体重超过标准体重 10 %	超重
实际体重超过标准体重 20 %	肥胖

表 3-26-2　肥胖体重判断表

与标准体重比较	肥胖情况
超过标准体重 30 %～50 %	中度肥胖
超过标准体重 50 %以上	重度肥胖

（二）体质指数法

1. 什么是 BMI　BMI（Body Mass Index）是指身体质量指数即体质指数，主要用于比较与分析体重对不同高度人健康的影响。BMI 是一个中立而可靠的指标。BMI 是由 19 世纪中期比利时的统计学家、数学家和天文学家朗伯・阿道夫・雅克・凯特勒（Lambert Adolphe Jacques Quetelet，1796～1874）最先提出的，它主要是从健康的角度来衡量一个人是否超重或肥胖。BMI 是 WHO 推荐的国际统一使用的肥胖分型标准，其缺点是不能反映局部体脂的分布。

2. BMI 的计算公式　BMI = 体重（kg）/ [身高（m）]^2

例：某人身高 1.65 m，体重 55 kg，BMI = 55 /（1.65）^{2} = 20.2

3. 超重与肥胖的判断标准　BMI 是最普遍的判断肥胖方法之一，也是最简单的判断方法之一。WHO 认为，对于 18～65 岁的人来说（孕妇、哺乳期妇女、老人及身形健硕的运动员除外），可以按表 3-26-3 的标准判断一个人是否肥胖。

WHO 经过专家评估后认为，亚洲成人的超重指标要低于世界平均水平（BMI≥25）。根据各国情况的不同，超重的分界值在 22～25 间浮动，肥胖的分界值则在 26～31 间变动。因此，亚洲各国分别制定各自的超重和肥胖分界值。例如，新加坡的超重标准是 23 以上，肥胖标准是 27.5 以上。但为了统计和相互比较的方便，世界卫生组织建议各国按世界平均标准的各级划分来上报统计数据。

中国卫生部、中国肥胖工作组以及中国营养学会修订了适合中国国情的肥胖判断标准。提出 BMI 在 18.5～23.9 时，属于正常范围内，说明身体比较健康。BMI 高于正常范围，就意味着患高血压、糖尿病或血脂异常等肥胖相关慢性疾病的概率会大大增加（表 3-26-3）。

表 3-26-3　BMI 判断标准表

BMI	WHO 标准	亚洲标准	中国参考标准	相关疾病发病的危险
体重过低	<18.5	<18.5	<18.5	低（但其他疾病危险性增加）
正常范围	18.5～24.9	18.5～22.9	18.5～23.9	平均水平
超重	≥25	≥23	≥24	增加
肥胖前期	25.0～29.9	23～24.9	24～26.9	增加
Ⅰ度肥胖	30.0～34.9	25～29.9	27～29.9	中度增加
Ⅱ度肥胖	35.0～39.9	≥30	≥30	严重增加
Ⅲ度肥胖	≥40.0	≥40.0	≥40.0	非常严重增加

注：为了统计方便，通常将超重等同为肥胖前期。

由于 BMI 没有把一个人的脂肪比例计算在内，所以一个 BMI 指数超重的人，实际上可能并非肥胖。例如，一个练健身的人，肌肉比例大、体重重，他的 BMI 指数会超过 30。如果他身体的脂肪比例很低，那就不需要减重。此外，用 BMI 判断老年人的肥胖程度时，准确率可能会降低，主要是因为老年人肌肉流失、骨密度降低。因此，通常会出现 BMI 在正常范围内，但体重仍超标的现象。

（三）脂肪率测定法

身体成分可概括地分为脂肪和非脂肪两大部分，体重就是由脂肪重量（脂体重）和非脂肪重量（去脂体重）组成的。非脂肪重量（fat free mass，FFM）又称瘦体重（lean body mass，LBM），是指内脏、骨骼、肌肉等器官组织的重量。除了肌肉组织，其他组织器官的重量一般不会发生很大变化，所以瘦体重的变化可以反映肌肉重量的变化。脂肪重量又称体脂重，变动性较大，当体脂重超过一定比例时就可以判定为超重或肥胖。

脂肪率（body fat ratio，BFR）是指身体成分中，脂肪组织所占的比率。从医学角度看，脂肪率是判断是否肥胖的最科学的依据。测量脂肪率比单纯的体重数据更能反映我们身体的脂肪水平。

脂肪率通常需要通过专门的设备测量，目前比较常用的是带有脂肪率测量功能的体重秤。从测量技术来看，主要采用生物电阻测量法（bioelectrical impedance assessment，BIA）。其原理是人体肌肉、血液、骨骼等组织含有较多水分容易导电，而人体脂肪几乎没有导电性能，将一个 50 kHz 和小于 500 μA 的微弱电流通过人体进而测量人体电阻，将测试结果代入含有身高、体重、性别、年龄的方程，从而计算出人体的脂肪率。

结合 WHO 和日本肥胖学会的肥胖标准，表 3-26-4 和表 3-26-5 分别女性与男性的脂肪率判断标准。

表 3-26-4　女性脂肪率的判断标准表

年龄	偏瘦	标准	超重	肥胖
18～39 岁	5%～20%	21%～34%	35%～39%	40%～45%
40～59 岁	5%～21%	22%～35%	36%～40%	41%～45%
60 岁及以上	5%～22%	23%～36%	37%～41%	42%～45%

注：女性脂肪率低于 17%时，可能出现月经推迟或闭经的情况。

表 3-26-5　男性脂肪率的判断标准表

年龄	偏瘦	标准	超重	肥胖
18～39 岁	5%～10%	11%～21%	22%～26%	27%～45%
40～59 岁	5%～11%	12%～22%	23%～27%	28%～45%
60 岁及以上	5%～13%	14%～24%	25%～29%	30%～45%

（四）腰围与腰臀比测定法

1. 腰围　腰围（waist circumference，WC）是指腰部一周的长度，是反映脂肪总量和脂肪分布的综合指标。WHO 推荐的测量方法是：被测者站立，双脚分开 25～30 cm，体重均匀分配，用一根带有刻度的皮尺，在水平位髂前上棘和第 12 肋下缘连线的中点（肚脐的水平线上）环绕腹部一周，皮尺紧贴皮肤，但不能挤压，所得数值为腰围，可精确到 0.1 cm。目前腰围是公认的衡量脂肪在腹部蓄积程度最简单、实用的指标。

脂肪在身体内的分布，尤其是腹部脂肪堆积的程度，与很多肥胖带来的疾病息息相关。BMI 并不太高的人，其腹部脂肪过度增加（腰围大于临界值）可能是独立的危险性预测因素。所以，同时使用腰围和 BMI 可以更好地估计人体肥胖程度。

中国肥胖问题工作组根据对我国人群的大规模测量数据分析得出，如果男性腰围≥85 cm，女性腰围≥80 cm，那么可以判断已经处于超重或肥胖的水平，患高血压的危险约为腰围低于此界限者的 3.5 倍。

2. 腰臀比　腰臀比（waist-hip ratio，WHR）就是指腰围和臀围的比值。臀围反映髋部骨骼和肌肉的发育情况。测量臀围时，被测者两腿并拢直立，两臂自然下垂，皮尺水平放在前面的耻骨联合和背后臀大肌最凸处，环绕一圈即得臀围值。由于脂肪无论堆积在腰腹或内脏，都是难以直接测量的，所以，腰臀比和腰围一样就成了间接反映这类肥胖的最好指标之一。腰臀比值越大，腰腹或内脏就有可能堆积更多的脂肪。因此，腰臀比可预测心血管疾病、糖尿病和乳腺癌的发生危险。

美国运动医学会（ACSM）在 1997 年提出，男性 WHR > 0.95 或者女性 WHR > 0.86，都会加大某些疾病的风险，而和我们地缘更近的澳大利亚健康部提出，男性 WHR > 1 或女性 WHR > 0.85 则为高腰臀围比。目前，我国男性 WHR≥0.95、女性 WHR≥0.8 即为异常。WHR 是描述脂肪类型的指标，高者多为向心性脂肪分布，低者多为全身性脂肪分布。

（五）皮脂厚度法

皮脂为储存于皮下的脂肪组织，人体的脂肪大约有 2/3 储存在皮下。皮脂厚度法就是指通过 X 线照片、超声波、皮褶卡钳等方法测量皮下脂肪的厚度，从而推算出身体所含的脂肪量。

目前比较常用的是皮褶卡钳测量皮下脂肪，测量部位有三处：肱三头肌的部位（上臂部）：上肢在身体侧面放松下垂，在肩峰与尺骨鹰咀连续的中点、皮褶方向与上臂的长轴平行；肩胛下角的部位（背部）：刚好在肩胛下角的下端，皮褶方向与脊柱成 40°角；腹壁皮褶的部位（腹部）：腹部从脐旁 5 cm 处，沿身体横轴方向捏起皮褶测量。此外，有时还要测量颈部、胸部、大腿后侧和小腿腓肠肌部位。如果没有皮褶卡钳，也可以用拇指和食指捏起皮肤皱壁，再用尺子测量皱壁上下缘的厚度。

根据皮脂厚度的大小，对超重和肥胖进行判断：我国成年男性的肱三头肌皮肤皱壁厚度大于 10.4 mm，女性大于 17.5 mm 属于肥胖；正常成年男性的腹部皮肤皱壁厚度为 5～15 mm，大于 15 mm 为肥胖，小于 5 mm 为消瘦；正常成年女性的腹部皮肤皱壁厚度为 12～20 mm，大于 20 mm 为肥胖，小于 12 mm 为消瘦；正常成人肩胛下角厚度的平均值为 12.4 mm，超过 14 mm 就可诊断为肥胖。

五、注意事项

1. 测量体重时，应以早上空腹、排便后的裸重为准。
2. 测定脂肪率时，应保持收干燥、清洁。

六、思考题

1. 导致肥胖的因素有哪些？
2. 日常生活中，怎样健康的控制自己的体重呢？

实验二十七　人类肠道微生物基因组DNA的提取

一、实验目的

1. 了解基因组 DNA 提取的一般原理。
2. 掌握从微生物中提取基因组 DNA 的方法和步骤。
3. 学习 DNA 检测方法。

二、实验原理

人类身体内栖息着数量及其巨大的微生物，这些微生物寄居在人体的各个部位，形成复杂的微生物群落。其中细菌在这些微生物中占绝大多数，据估计，人体微生物群落中的细菌总数可达 10^{13}～10^{14}之多，是人体自身细胞总数的 10 倍还要多，其编码的基因是人类基因组全部基因的 100 倍。人体肠道为微生物提供了良好的栖息环境，因而绝大多数微生物都存在于肠道中，对人体的生理和营养具有重要作用。人体排出的粪便中，平均 1g 就约有 10^{11} 细菌。

肠道微生物 DNA 是进行微生物分子生态学研究的前提，能否获得高的 DNA 提取率和高质量的 DNA，从而真实地反映微生物群落的实际情况，是保障研究结果是否可靠的关键。如何获取高质量、较完整的肠道菌群基因组 DNA 是肠道微生物研究中的关键。

基因组 DNA 的提取通常用于构建基因组文库、Southern 杂交（包括 RFLP）及 PCR 分离基因等。利用基因组 DNA 较长的特性，可以将其与细胞器或质粒等小分子 DNA 分离。加入一定量的异丙醇或乙醇，基因组的大分子 DNA 即沉淀形成纤维状絮团飘浮其中，可用玻棒将其取出，而小分子 DNA 则只形成颗粒状沉淀附于壁上及底部，从而达到提取的目的。在提取过程中，染色体会发生机械断裂，产生大小不同的片段，因此分离基因组 DNA 时应尽量在温和的条件下操作，如尽量减少酚/氯仿抽提、混匀过程要轻缓，以保证得到较长的 DNA。

提取获得的 DNA 一般用来 Southern，RFLP、PCR 等后续实验，由于所用材料的不同，得到的 DNA 产量及质量均不同，有时 DNA 中含有酚类和多糖类物质，会影响酶切和 PCR 的效果，所以需对获得的基因组 DNA 进行 DNA 产量和质量的检测。

三、实验用品和材料

1. 器材　生物安全柜、高压蒸汽灭菌锅、台式冷冻离心机、柜式低温离心机、纯水仪、台式恒温振荡器、移液器、核酸蛋白仪、滤器（0.22 μm）、分析电子天平、核酸电泳仪、凝胶成像仪、平衡磁力拌器。

2. 试剂　EDTA、Tris-HCl、磷酸钠、CTAB、蛋白酶 K、NaCl、冰醋酸、氯仿、异戊醇、异丙醇、无水乙醇、醋酸钾。

四、实验方法与步骤

1. 样品采集及肠道微生物基因组 DNA 提取 采集健康人粪便样品，参考 Zhou 等的方法提取肠道微生物基因组 DNA，具体方法如下：称取 5 g 粪便样品于离心管中，加入 13.5 ml DNA 提取缓冲液（100 mmol / L Tris-Hcl [pH 8.0]，100 mmol / L EDTA [pH 8.0]，100 mmol / L 磷酸钠 [pH 8.0]，1.5 mol / L NaCl，1 % CTAB）和 100 μl 蛋白酶 K（10 mg /ml），混匀后置 37℃摇床孵育 30 min，加入 1.5 ml 20 % SDS，65℃ 水浴 2 h，每 20 min 轻轻上下颠倒几次。室温下 6000 g 离心 10 min 后转移上清至一新的离心管中。加入等体积的氯仿 / 异戊醇（v / v =24 : 1）后 6000 g 离心 10 min。吸取水相，加入 0.6 倍体积异丙醇轻柔混匀后室温静置 1 h。室温下 16000 g 离心 20 min 后弃上清，用预冷的 70 % 乙醇洗涤沉淀，自然晾干后加入 500 μl 灭菌去离子水溶解，4℃保存备用。

2. DNA 检测

（1）含量检测：将 DNA 溶液稀释 20～30 倍后，用核酸蛋白仪测定 OD_{260} / OD_{280} 比值，明确 DNA 含量和质量。

（2）电泳检测：制备 1 %的琼脂糖凝胶，取 2 μl DNA 溶解液，加 0.5 μl 的 loading buffer，混匀，点样，同时点 DNA 分子量标记，在 5 V / cm 的电压下电泳，电泳结束后用荧光染料溴乙啶（EB）染色，紫外光下观察肠道微生物基因组 DNA 提取情况（DNA 的分子大小），如图 3-27-1 所示，肠道微生物基因组 DNA 大小约 23 Kb。

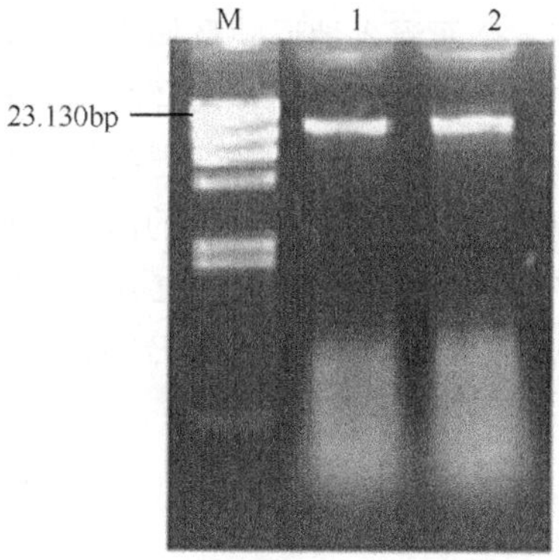

图 3-27-1 人类肠道微生物基因组 DNA

M：Marker（HindIII 消化）；1、2 为平行样本，上样量为 2 μl

五、注意事项

1. 最好使用新鲜样品，低温保存的样品不要反复冻融。

2. 样品应适量，过多会影响裂解，导致 DNA 量少，纯度低。

3. 高温温浴时，应定时轻柔振荡。

4. 用有机物抽提时（氯仿/异戊醇），应充分混匀，但动作要轻柔，离心分离两相时，应保证一定的转速和时间。

5. 沉淀时间有限时，用预冷的异丙醇沉淀，沉淀会更充分。

6. 晾干 DNA，让乙醇充分挥发，但不要过分干燥。

7. 尽量简化操作步骤，缩短提取过程。

8. 防止核酸的生物降解，减少物理化学因素对核酸的降解。

六、思考题

1. 简述用有机物抽提 DNA 时出现的现象及其成因。

2. 沉淀 DNA 时为什么用无水乙醇?

实验二十八　人类肠道微生物多样性分析

一、实 验 目 的

1. 掌握肠道微生物 RFLP 多样性分析的方法和步骤。
2. 进一步掌握从微生物中提取基因组 DNA 的方法和步骤。
3. 学习用生物信息学软件分析实验数据。

二、实 验 原 理

人体肠道微生物组是人体最庞大而复杂的微生物群落，也是人体的一个重要的代谢"器官"。在哺乳动物中，肠道微生物在营养物质的摄取、上皮细胞的生长发育、免疫及药物的代谢和毒性方面起重要作用。早期肠道微生物研究以微生物分离培养为基础。近年来，以细菌核糖体 RNA 序列（16 S rRNA）分析为基础的未培养微生物研究技术的发展大大拓展了肠道微生物研究的内容，通过对细菌分类和进化标记基因 16 S rRNA 基因进行测序，全面深入地反映环境微生物群落结构的多样性，使人们对肠道微生物有了新的认识。DNA 分子水平上的多态性检测技术是进行基因组研究的基础。RFLP（Restriction Fragment Length Polymorphism，限制片段长度多态性）已被广泛用于基因组遗传图谱构建、基因定位以及生物进化和分类的研究。RFLP 是根据不同个体基因组的限制性内切酶的酶切位点碱基发生突变，或酶切位点之间发生了碱基的插入、缺失，导致酶切片段大小发生了变化，从而可比较不同个体的 DNA 水平的差异（即多态性），确立生物的进化和分类关系。

三、实验用品和材料

1. 器材　超净工作台、生化培养箱、电热恒温水浴锅、高压湿热灭菌锅、电热恒温鼓风干燥箱、低温高速冷冻离心机、稳压/稳流电泳仪、凝胶成像分析系统、纯水仪、核酸蛋白检测仪、−80℃超低温冰箱、微型离心机、涡旋混匀仪、空气浴振荡器、可编程低温循环水槽、电子天平、PCR 仪。

2. 试剂　溶菌酶、蛋白酶 K、SDS、Tris 碱、Na_2EDTA、酚、氯仿、异戊醇、无水乙醇、NaCl、KCl、Na_2HPO_4、KH_2PO_4、醋酸、HCl、CTAB、NaOH、琼脂糖、限制性内切酶（MspI、AfaI）、普通琼脂糖凝胶 DNA 回收试剂盒（TIANgel Midi Purification Kit）、甘油、蛋白胨、酵母提取物、琼脂、氨苄青霉素、TaKaRa 普通 Taq 酶、葡萄糖、pMD 18-T 载体试剂盒、TaKaRa 高保真 Taq 酶、TaKaRa TA cloning Kit。16 S rRNA 保守序列引物：细菌 8 F（5'- AGAGTTTGATCCTGGCTCAG - 3'）、1510 R（5'- CGGTTACCT-TGTTACGACTT - 3'）；古菌 571 F（5'- GCYTAAAGSRICCGTAGC - 3'）、1406 R（5'-ACGGG CGGTGWGTRCAA - 3'）。pMD18-T 载体通用引物：M13 F（5'- CGCCAGGGTT TTCCCAGTCACGAC - 3'）、M13 R（5'- AGCGGATAACAATTTCACACA GGA - 3'），均由华大基因公司合成。

四、实验方法与步骤

1. 样品采集及肠道微生物基因组 DNA 提取（见实验二十七）。

2. 16S rRNA 基因的 PCR 扩增　将提取获得的质量较好的人类肠道微生物基因组 DNA 稀释 50 倍后用 16S rRNA 保守序列引物（细菌为 8F、1510R，古菌为 571F、1406R）进行 PCR 扩增（先用 TaKaRa 普通 Taq 酶扩增用于检测，再用 TaKaRa 高保真 Taq 酶扩增回收），其扩增体系如表 3-28-1。

表 3-28-1　16S rRNA 基因的 PCR 扩增体系

扩增体系	10 μl
ddH_2O	6.5
10×PCR Buffer	1.0
dNTP mixture（2.5 mmol / L）	0.8
8F/571F（10 μmol / L）	0.1
1510R/1406R（10 μmol / L）	0.1
Taq DNA polymerase（5U / μl）	0.5
基因组 DNA（50 ng / μl）	1.0

在冰上依次加入上述扩增体系中的各组分于一干净灭菌 PCR 管中，涡旋混匀，细菌按 94℃ 1 min，（94℃ 1 min，55℃ 30 s，72℃ 1 min）30 cycles，72℃ 9 min；古菌按 95℃ 5 min，（95℃ 30 s，57℃ 30 s，72℃ 1 min）35 cycles，72℃ 8 min 进行人肠道微生物 16 S rRNA 基因的 PCR 扩增。1 % 琼脂糖凝胶电泳检测其扩增条带大小，1.2 % 琼脂糖凝胶电泳用于 PCR 产物的回收。

3. 16 S rRNA 文库的构建　将回收的 PCR 产物与 T 载体 pMD18-T 连接，具体步骤按 TaKaRa TA cloning Kit 说明书进行，在冰上依次加入连接体系中的各组分于一干净灭菌 PCR 管中，涡旋混匀，于 16℃ 可编程低温循环水槽连接 3 h，化学转化连接产物（取置于冰上溶化的 *E.coli* DH10B 感受态细胞 100 μl，加入 5 μl 连接产物，吸打混匀，置于冰上 30 min；转至 42℃ 恒温水浴锅中热击 90 s，转到冰浴冷却 2～3 min；每管加入 400 μl LB 培养基，37℃、150 rpm 缓慢恢复培养 1 h；吸取 100 μl 转化液于含 50 μg / ml Amp 的 LB 固体培养基中，均匀涂布后 37℃ 倒置培养 12～16 h）。挑取人类肠道微生物 16 S rRNA 文库转化子于 2 ml LB 液体培养基（50 μg / ml Amp）中，37℃、200 rpm 培养过夜，用 pMD18-T 载体通用引物（M13F、M13R）进行阳性克隆的菌液 PCR 验证，在冰上依次加入扩增体系中的各组分于一干净灭菌 PCR 管中，涡旋混匀，按 PCR 扩增反应：94℃5 min，（94℃ 1 min，56℃ 1 min，72℃ 90 s）30 cycles，72℃ 10 min 进行人类肠道微生物 16 S rRNA 基因文库阳性克隆的菌液 PCR 验证。

4. 阳性克隆的 PCR-RFLP 分析　将经菌液 PCR 验证含正确插入片段（细菌 1.4 Kb 左右，古菌 840 bp 左右）的克隆，用限制性内切酶（MspI、AfaI）进行酶切，分析其限制性片段长度多态性（restriction fragment length polymorphism，RFLP）。具体方法如下：先用 MspI 进行酶切分析，再用 AfaI 对具有相同酶切带型的克隆进行分析，在冰上依次加入酶切体系中的各组分于一干净灭菌 PCR 管中，涡旋混匀，37℃ 反应 4 h 或过夜，2 % 琼脂糖凝胶电泳检测条带的多态性，用 100 bp 的 DNA 作为 marker。分析 MspI 和 AfaI 的酶切图谱，将具有相同酶切带型的克隆视为同一核糖体类型。

5. 细菌、古菌 16 S rRNA 基因测序及序列分析　选取具不同核糖型的细菌阳性克隆和古菌阳性克隆送基因公司测序（双向测通），获得人类肠道共生细菌和古菌的 16 S rRNA 基因序列。

（1）测序结果的处理

1）首先去除载体序列（T 载体序列：CATGCCTGCAGGTCGACGATT，ATCTCTAGAGGATCCCCGGGTA；互补序列：AATCGTCGACCTGCAGGCATG，TACCCGGGGATCCTCTAGAGAT）。

2）使用在线的 RDP-II（Ribosomal Database Project）中的 Check-Chimera 软件去除嵌合体序列。

（2）16S rRNA 序列的分类分析：使用在线的 RDP-II 数据库中的 Bayesian rRNAClassifier 程序，按 80 % 可信度对已处理的所有 16 S rRNA 序列进行分类，并计算每个门类序列的比例。

（3）系统进化树的构建

1）利用 RDP-II 数据库中的 Seqmatch 程序和 NCBI 网站中的 Genbank 数据库对每一个核糖体类型进行在线分析，选取相似性最高的序列作为参比序列。

2）利用 DNAMAN 软件进行所有已处理的 16 S rRNA 序列和相对应参比序列间的同源性分析。

3）使用 MEGA V5.0 软件中的 Clustal W 进行序列比对（alignment）分析。

4）采用 MEGA V5.0 软件中的邻接法（neighbor-joining method）进行系统进化树的构建（NJ tree），1000 bootstrap replicates。

五、注 意 事 项

1. 提取的人类肠道微生物 DNA 如果含量低，纯度低，需进一步的纯化。
2. 16 S rRNA 文库需要菌液 PCR 验证是否构建成功。
3. 序列分析前应对测序结果进行去载体序列处理。

六、思 考 题

1. 什么是限制性片段长度多态性？
2. 构建系统进化树时，如何选取参比序列？

实验二十九　比较基因组杂交实验

一、实 验 目 的

1. 掌握比较基因组杂交技术的方法。
2. 了解流产胚胎染色体检测方法。

二、实 验 原 理

CGH 技术是 1992 年芬兰科学家 Kallioniemif 及其同事建立的，是在 FISH 基础上发展起来的一种新的分子细胞遗传学技术。采用两种不同荧光素标记 DNA 作探针，即绿色荧光素标记待测 DNA 探针和红色荧光素标记正常细胞 DNA 探针。两者竞争性地与淋巴细胞的中期染色体进行杂交，通过比较每条染色体上的红色和绿色荧光强度来判断染色体片段是否有重复或者缺失。如果待测 DNA 某一片段有重复，则包含该片段的中期染色体区域结合的绿色荧光占优势，绿色信号增强；如果待测 DNA 有缺失，则包含该片段的中期染色体区域结合的绿色荧光减弱，表型为正常 DNA 探针的红色信号占优势。这些信号差异可通过荧光显微镜拍照，并由相应软件来分析整个染色体有无异常扩增或缺失。

三、实验用品和器材

1. 器材

（1）人类外周血染色体制备所需仪器：超净工作台、恒温培养箱、电热恒温水箱、电热鼓风干燥箱、冰箱、离心机、显微镜、酒精灯、5 ml 无菌注射器、肝素抗凝管、1 ml 注射器、试管架、离心管、吸管、量筒、可调加液器、载玻片（按程序洗净后浸泡在双蒸水中置于 4℃ 备用）、玻片盒、立式染缸。

（2）DNA 抽提试剂所需的仪器：Eppendorf 试管、吸管、离心管、加样器、枪头、水浴箱、离心机、紫外分光光度计、电泳槽、电泳仪。

（3）电脑及 CGH 分析软件。

2. 试剂

（1）人类外周血染色体制备试剂：浓度为 20 μg / ml 的秋水仙素；低渗液：0.075 mol/L 的 KCl 溶液，使用前须在 37℃ 水浴箱中预热；卡诺固定液（甲醇：冰醋酸 ＝ 3：1）；胰蛋白酶（临用前用生理盐水将 1 % 储存液稀释成 0.05 %）；生理盐水；0.85 % 的 NaCl；0.4 % 酚红；0.1 mol / L 氢氧化钠溶液；Giemsa 染液（临用前用双蒸水将原液稀释成 6 %）。

（2）DNA 提试剂。抗凝剂：EDTA 2 %（g / 100 ml）生理盐水抗凝剂；TES 溶液：15 mmol/L EDTA 溶液（pH 8.0），15 mmol / L Tris - HCl 溶液（pH 8.0），15 mmol / L NaCl 溶液；10 %（g / 100 ml）SDS；15 mmol / L TES 饱和酚；蛋白酶 K；氯仿 / 异戊醇（24：1，v/v）（现配现用）；TE 溶液：10 mmol / L Tris - HCl 溶液，1 mmol / L EDTA 溶液（pH 7.5）。

（3）CGH 试剂盒：公司购买。

（4）其他试剂：五蒸水、3 mol / L NaAc 、Formamide、 Dextran sulfate、20 × SSC、CGH Nick Translation Rergent Kit（Vysis）、red - dUTP、Green - dUTP（Vysis）、Human cot - 1 DNA（Vysis）、RNA 酶、甲酰胺、Tween - 202。

四、实验方法和步骤

1. 标本的获得　实验人员收到标本后应仔细核对申请单上的所有资料再编号并做好记录，同时对标本的质量进行观察并做好记录。

2. 基因组 DNA 的提取　标本用生理盐水洗净、去除血渍及母体组织，将标本分成两份：一份装入 1.5ml 的 EP 管中于–70℃保存，另一份采用饱和酚和氯仿的常规方法提取高分子量基因组 DNA；正常对照的 DNA 通过正常人外周血获取，用常规法提取 DNA。也可以用试剂盒提取基因组 DNA。

3. 探针标记（CGH 试剂盒，缺口平移标记法）

将下列成分加入 EP 管中：

试剂	体积
Nuclear free water	31.5-X μl
1μg extracted genomic DNA	X μl
0.2 mM sectrumgreen or spectrumred dUTP	2.5 μl
dNTP（dATP：dGTP：dCTP：dTTP 为 2：2：2：1）	5 μl
10×nick translation buffer	5 μl
Nick translation enzyme	6 μl
Total volume	50 μl

将 EP 管中的液体混匀，在 15℃孵育 35 min，将 EP 管置于–20℃终止反应。用凝胶电泳检测探针的大小，观察酶切后 DNA 片段峰值是否处于在 500～1000 bp 的范围。酶切片段太长或太短所制得的探针杂交效果都不好。若酶切后 DNA 片段峰值处于 500～1000 bp 范围则接着往下做，否则继续 15℃孵育，直到获得所需的 DNA 片段。若峰值低于 500 bp 则需重做。将标记好的探针贮存在–20℃备用。

4. 探针的沉淀　探针沉淀的体系为：500 μl 的 EP 管中加入五蒸水 65 μl、3M NaAc（pH 7.0）10 μl、Cot-1DNA 5μl、标记好的正常及待测标记 DNA 各为 15 μl，加入 250 μl 无水乙醇，混匀后置—20℃条件下过夜（或–70℃ 2 h）。

5. 探针的干燥及溶解　经沉淀的探针混合液以 13200rpm 4℃离心 20 min，去上清，再用 75 %的酒精洗涤一次，离心，去上清，并将沉淀于空气中干燥。干燥后的探针中加 3μl 五蒸水、7 μl MM2.1（5.5 ml Formamide、1 g Dextran sulfate、0.5 ml 20 × SSC，70℃溶解，冷却后调 pH 至 7.0，加水至 7 ml）充分混匀、溶解，制成探针混合液。

6. 染色体的制备　采用正常男性的外周血，与常规染色体制备相同，细胞收获后滴于洁净载玻片上，使用前于–20℃保存或 37℃的恒温箱中放置不超过两星期。

7. 杂交

（1）玻片的预处理：自冰箱或恒温箱中取出玻片后，置 50～60℃烤箱中烤片 1～2 h，中期染色体玻片用 200 μl 稀释 RNA 酶溶液（0.1 mg / ml 溶于 2×SSC）37℃处理 60 min，先用 2 × SSC 洗 2 min，再投入 70 %、90 %、100 %的酒精中各 2 min，气干。

（2）波片的变性：将玻片置于已预热至 75℃左右的变性液（70 % Formamide、2×SSC、0.1mol / L EDTA）中变性 3 min，立刻分别置入 70 %、90 %、100 %的酒精中各 2 min，气干。

探针的变性：探针于 75℃变性 5 min，立刻置 37℃预杂交 20 min。

（3）杂交：取 5 μl 变性的探针置于变性的玻片上，用大小两张蜡膜覆盖，用透明胶封片，于湿盒中 37℃杂交三天。

8. 观察结果　杂交后洗脱：在 73～75℃水浴中，0.4 × SSC / 0.3% Tween-20 洗 1 次，5 min；室温下，4 × SSC / 0.1% Tween-20 洗 1 次，5 min；70 %、90 %、100 %酒精各 2 min，气干。

DAPI 染色、荧光镜检：每片加 DAPI 约 5 μl，盖上盖玻片，染色约 10 min，于荧光显微镜下观察、用 CGH 软件照相，至少拍 8 个分裂象。

9. 结果分析　选择五个染色体分散好、长度适中、杂交信号均匀的中期分裂象进行分析。分析时 1 号、9 号、16 号染色体的次缢痕区、各条染色体的着丝粒区域及亚端粒区域的偏差可忽略。杂交效果好的话，凭肉眼即可看出待检者是否异常，分析时可作为参考（图 3-29-1～图 3-29-4）。

五、注 意 事 项

标本采集的要求

（1）早期流产胚胎（12 W 以内）：具有肉眼可见的绒毛组织（形状如棉絮状），因为早期流产胚胎小，不易与母体胎膜组织区分，而绒毛来源于胚胎；中晚期流产胚胎（大于 12 W）：取少量的皮肤组织。

（2）标本新鲜，腐败变质的标本不宜检测。

（3）不能用酒精、甲醛（福尔马林）一类的有机溶剂清洗或固定，但可以用清水、生理盐水漂洗。

（4）如不能及时送检，可放置于冰箱中冻存（冷冻格中）。

（5）不要求严格的无菌，但需要保存于干净的试管或小瓶中。

（6）若采用正常男性的 DNA 作为正常对照，则不能检测出 X 染色体重复的病例（47，XXX、48，XXXX 等）；若采用正常女性的 DNA 作为正常对照，则不能检测出 Y 染色体重复的病例（47，XYY、48，XYYY 等）。

六、思 考 题

1. 简述 CGH 的原理及操作流程。

2. 你认为 CGH 的成功与否的关键步骤是哪些？

3. 为什么要用正常男性的中期染色体做杂交靶？

4. 能否用正常女性的 DNA 作正常对照；对同一检测样本，用正常女性 DNA 做对照与正常男性 DNA 做对照的结果差别在哪？

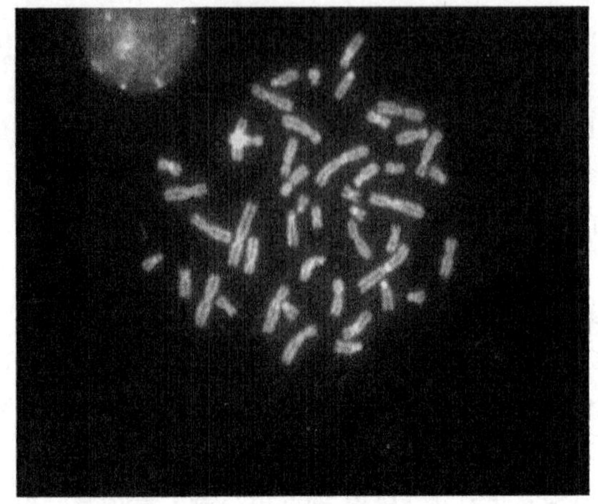

图 3-29-1 正常男性比较基因组杂交图

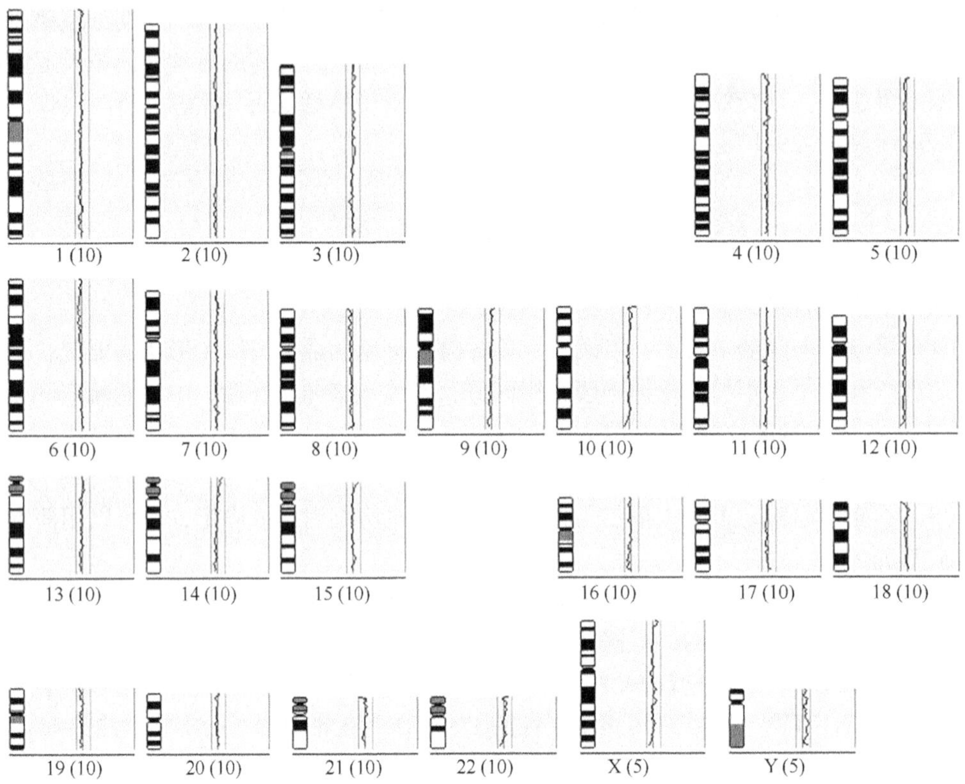

图 3-29-2 正常男性比较基因组杂交分析图

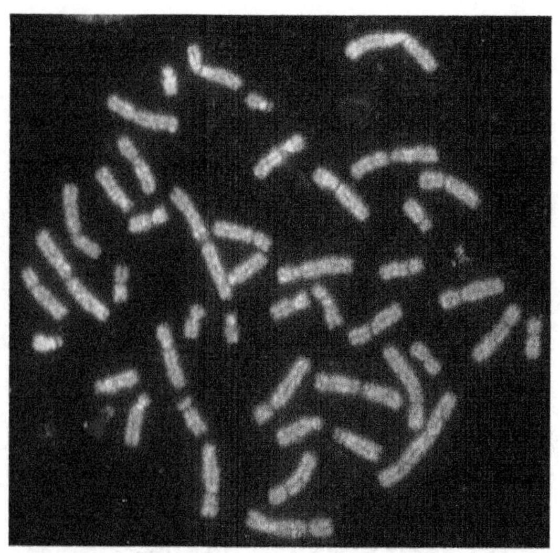

图 3-29-3 22 号染色体重复的比较基因组杂交图

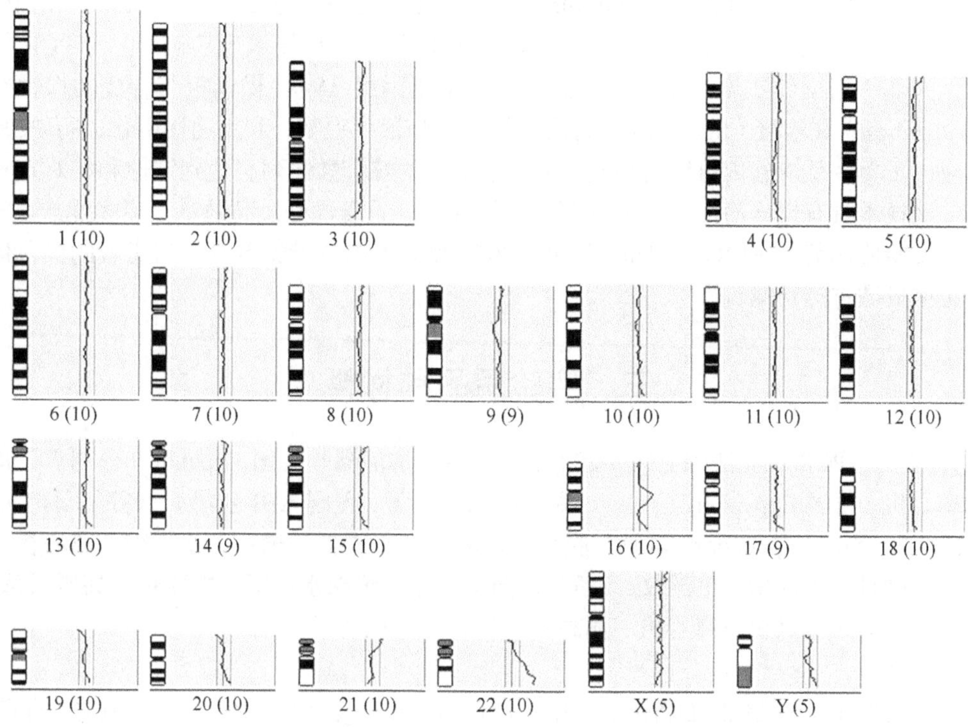

图 3-29-4 22 号染色体重复的比较基因组杂交分析图

实验三十　多重连接依赖的探针扩增检测亚端粒区拷贝数变化

一、实验目的

1. 掌握多重连接依赖的探针扩增技术的方法。
2. 了解染色体亚端粒区拷贝数检测方法。

二、实验原理

多重连接依赖的探针扩增（multiplex ligation-dependent probe amplification，MLPA）是 2002 年由荷兰的 Schouten 等建立的技术。该技术以 PCR 技术为基础，但与 PCR 技术相比，并非一对引物扩增一个片段，而是利用全基因组 DNA 做模板与合成的探针杂交（hybridization）和连接（ligation），合成的探针携带通用引物，利用通用引物进行 PCR 扩增反应，于单一反应管内可同时检测 40 多个不同的核苷酸序列，达到定性和相对定量的目的。该技术具有操作简便、成本低廉、特异性强、重复性好及高通量等诸多优点。

本实验应用荷兰 MRC-Holland 公司，P070 型亚端粒探针试剂盒，对患者的染色体亚端粒区拷贝数进行检测。

三、实验用品和材料

1. 器材　PCR 仪（法国 PTC - 200 型），微量加液器（德国 Eppendorf 公司）、冷冻高速离心机（德国 Eppendorf 公司）、测序仪（3700 型、美国 ABI 公司）、超净工作台（苏州净化工程公司）Eppendorf 试管、吸管、离心管、加样器、枪头、水浴箱、离心机、紫外分光光度计、电泳槽、电泳仪、37℃ 恒温培养箱、恒温水浴锅、电冰箱、高压灭菌锅、分析天平、鼓风干燥机、离心机、显微镜、显微照相设备。

2. 试剂

（1）人类外周血染色体制备试剂：肝素（500 IU / ml）、RPMI 1640、小牛血清、青霉素、链霉素、植物凝集素（PHA）、秋水仙素溶液（50 μg / ml）、5 % $NaHCO_3$、0.075 mol / L KCl 溶液、甲醇、冰醋酸、Giemsa 原液、生理盐水、双蒸水。

（2）DNA 提取试剂：EDTA 2 %（g / 100 ml）生理盐水抗凝剂；TES 溶液；10 %（*w* / *v*）SDS；15 mmol / L TES 饱和酚；蛋白酶 K；氯仿/异戊醇（*v* / *v* = 24∶1，）；TE 溶液。

（3）MLPA 试剂盒：P070 型。

四、实验方法和步骤

1. 标本的接收：实验人员收到标本后应仔细核对申请单上的所有资料再编号并做好记录，同时对标本的质量进行观察并做好记录。

2. 基因组 DNA 的提取及浓度的测定（见 DNA 提取方法）。

3. DNA 变性及与 SALSA MLPA 探针的杂交反应：于 200 μl 一次性灭菌 Eppendorf 管中，用 TE 将人类全基因组 DNA 样本（20～500 ng DNA）稀释至 5 μl；入 PCR 仪，98℃加热 5 min；降至 25℃，每管中加预先配好 1.5 μl SALSA 探针混合物和 1.5 μl MLPA buffer 混合物，小心混匀（用移液枪吹打混匀，不要离心，否则长探针会发生沉淀）；于 95℃放 2 min 后，60℃孵育 16 h-18 h。

4. 连接反应：将 PCR 仪降至 54℃时，每个样本加 32 μl ligase-65 mix（3 μl ligase-buffer A+3 μl ligase-buffer B+25 μl 五蒸水＋1 μl ligase-65）（Ligase-65 mix 需在使用前 1 小时内制备，且保存在冰上），混合均匀。54℃放 15 min，然后 98℃加热 5 min；最后 4℃保存（可保存一周）。

5. PCR 反应：室温下，加入 10 μl 聚合酶混合物（使用前 1 小时内制备，且保存在冰上），随即开始 PCR 反应。聚合酶混合物：2 μl SALSA PCR-primers mix，7.5 μl 水，吹打混匀后再加入 0.5 μl SALSA Polymerase。立即启动 PCR 反应，其条件为：95℃变性 30 秒，60℃退火 30s，72℃延伸 60s，完成 35 个循环；72℃延伸 20min，放置于 4℃避光保存。

6. 电泳法分离扩增产物：取 9 μl 甲酰胺 加入 1 μl PCR 产物，充分混匀，小心吸至 96 孔板内，采用 ABI 公司 3700 型测序仪进行电泳。毛细管温度 50℃；变性温度 95℃，变性时间 180 s；吸取针取样压力 2.0 kV，30 s；4.8 kV 运行 45 min。

7. 运用公司专用软件 Coffalyser 分析：待测组样本的标准化峰值与对照组样本的标准化峰值相除，得到待测样本的相对峰高（relative peak height，RPH）。如果染色体 RPH 在 0.7～1.3，则提示对应的染色体区域没有拷贝数的变化（图 3-30-1）；当 RPH 小于 0.7 时，则对应的染色体区域存在缺失（图 3-30-2）；同理，当 RPH 大于 1.3 时，表明对应的染色体区域存在重复（图 3-30-3）。

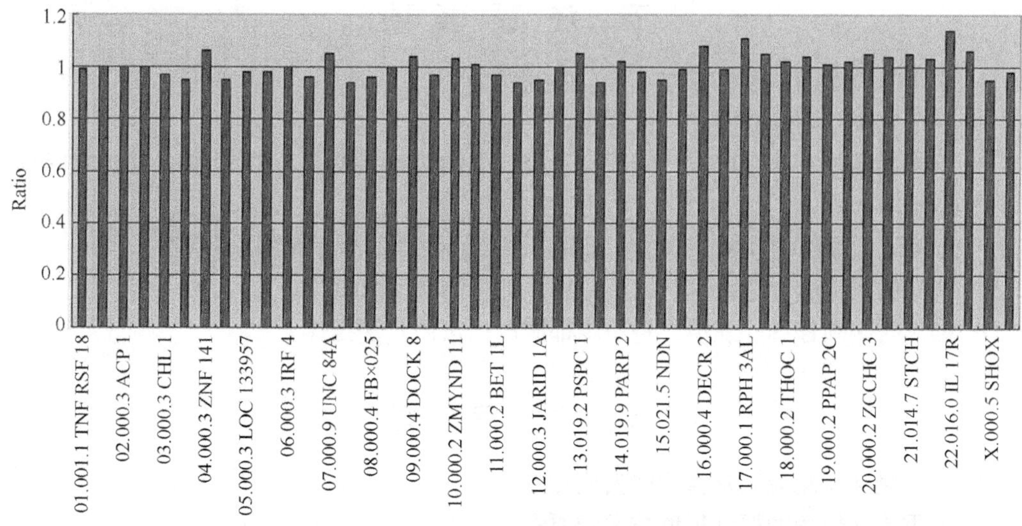

图 3-30-1　各个染色体的 RPH 在 0.7～1.3，说明染色体亚端粒区域没有发生拷贝数的变化

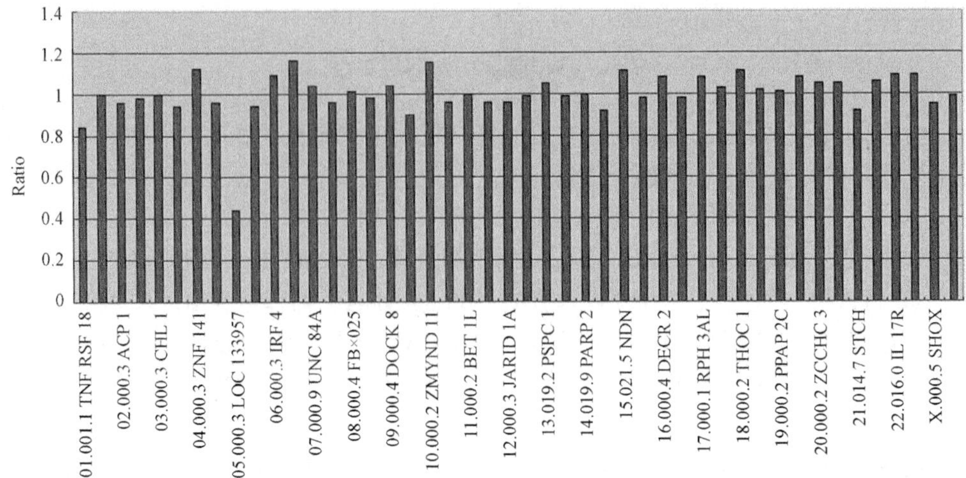

图 3-30-2 5 号染色体短臂 RPH 小于 0.7，说明 5 号染色体短臂亚端粒区域存在部分缺失

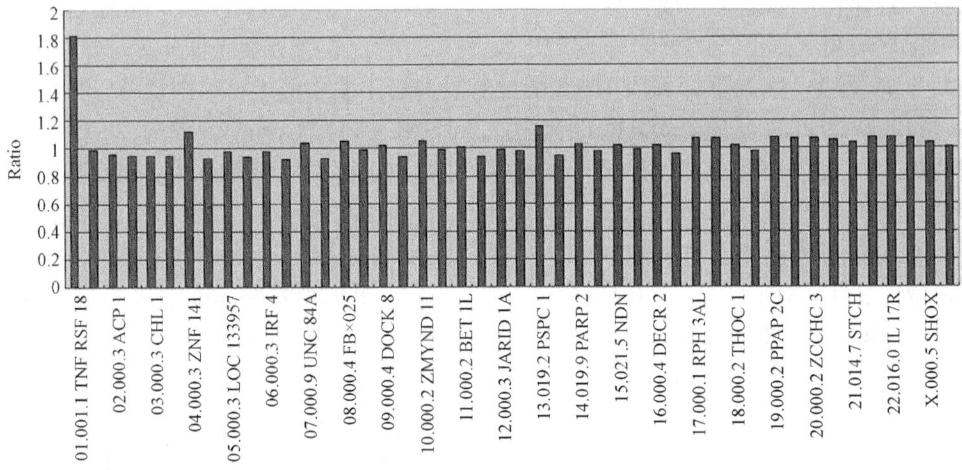

图 3-30-3 1 号染色体短臂 RPH 大于 1.3，说明 1 号染色体短臂亚端粒区域存在部分重复

五、注 意 事 项

1. 采集外周血标本后，需在 3 天以内抽提 DNA。

2. 一定要设立阴性对照和阳性对照。

3. 操作人员戴一次性口罩、帽子、手套，操作必须在没有 DNA 污染的层流室超净工作台上进行。

4. PCR 试剂配制的新鲜五蒸水，采用 0.22μm 滤膜过滤除菌或高压灭菌。

5. 加酶的操作应在冰上进行，用完后立即将酶放回-20℃冰箱。

6. 操作时必须仔细、谨慎，每一步都应严格按照程序操作。

六、思 考 题

1. 怎么判断亚端粒区是否为缺失或重复?

2. 多重连接依赖的探针扩增技术的原理是什么?

实验三十一　单核苷酸多态性分析

一、实 验 目 的

1. 熟识单核苷酸多态性分析。
2. 了解分子开关检测技术的基本原理及实验流程。

二、实 验 原 理

分子开关（on-off switch）是指将高保真 DNA 聚合酶的 3’-5’ 端外切酶活性与耐高保真聚合酶酶切的硫代磷酸化修饰的碱基特异性引物相结合，实现了由单个碱基调控的单核苷酸多态（single nucleotide polymorphism，SNP）敏感性分子开关，具有快速、特异、敏感、高效、经济等特点。其基本原理是：① 高保真 DNA 聚合酶由相距 3nm 的聚合中心和酶切中心组成，聚合中心负责 DNA 聚合作用；而酶切中心负责发挥其 3’-5’ 外切酶功能，对错配碱基予以切除，以保证 PCR 产物的模板依赖性。②引物末端硫代磷酸化修饰的碱基具有耐高保真 DNA 聚合酶 3’-5’外切酶酶切的特性。③当引物与模板完全匹配时，高保真 DNA 聚合酶介导的引物延伸反应能够正常进行，PCR 反应有产物生成；而当引物与模板不完全匹配时，错配的碱基被具有 3’-5’端外切酶活性的高保真 DNA 聚合酶所识别，由于引物 3’端错配的碱基经过硫代磷酸化修饰而不能被校正，导致引物延伸反应非成熟性终止，无 PCR 产物生成。因此，通过产物的“有或无”现象即可达到对 SNP 的二元化辨认。

三、实验用品和材料

1. 器材　Eppendorf 管、离心管、吸管、加样器、枪头、PCR 仪、电泳仪、电泳槽、凝胶成像仪。

2. 试剂

（1）人血 DNA 样品，浓度以 0.3～0.6 mg / ml 为宜。

（2）引物：设计 FTO 基因 rs9939609A/T 多态位点的引物（扩增产物片段长度为 281bp）。

上游引物 F:　5’-TTCTACAGTTCCAGTCATT-3’

下游引物 R_1：5’ -ACTATCCAAGTGCATCACT-3’

下游引物 R_2：5’-ACTATCCAAGTGCATCACA-3’

下游引物 R_1 和 R_2 的 3’端 A、T 碱基经硫代磷酸化修饰

（3）高保真 Pfu 酶 mix（含 dNTPs、Mg^{2+}、缓冲液、Pfu 酶的浓度为 0.1 U /μl）。

（4）PCR Marker、溴化乙啶（EB）、Loading buffer。

（5）电泳缓冲液：1×TAE。

（6）琼脂糖。

四、实验方法和步骤

1. PCR 反应体系（总体积 25μl）

模板 DNA	1 μl
上游引物 F	1 μl
下游引物 R_1/R_2	1 μl
Pfu 酶 mix	12 μl
ddH_2O	10μl

2. PCR 反应条件

预变性　95℃，5min

变性　94℃，30s

退火　59℃，30s

延伸　72℃，2min

共 30 个循环；

最后延伸　72℃，7min。

3. PCR 产物琼脂糖凝胶电泳

（1）加样器：吸取 PCR 产物 5 μl、loading buffer 1 μl 于干净的点样板上，吹打混匀后上样。

（2）电泳：用 2.5 %的琼脂糖凝胶分离。

（3）结果：TT 或 AA 基因型，出现一条 281 bp 的条带；TA 基因型，出现两条 281 bp 的条带（图 3-31-1）。

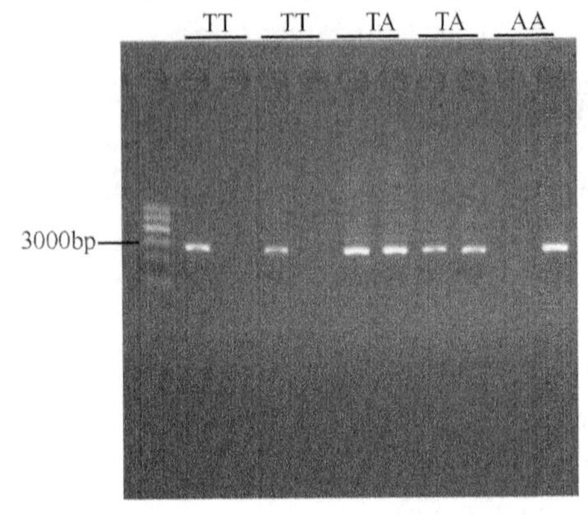

图 3-31-1　5 份 DNA 样品 rs9939609A/T 位点的基因型

五、注 意 事 项

1. 每一份 DNA 样品需分别用 F 与 R_1、F 与 R_2 两对引物进行 PCR 扩增。

2. 上样时，F、R_1 引物对的产物加入到相邻两泳道的左泳道，F、R_2 引物对的产物加入右泳道。

六、思　考　题

1. 将电泳结果用简图的形式画在实验报告本上，分析结果，得出结论。

2. 分子开关检测技术的基本原理是什么？

3. 比较分子开关与 PCR-SSCP 检测技术的差异。

实验三十二 遗传咨询

一、目的要求

1. 通过对单基因病（或性状）的系谱分析，掌握系谱分析的一般方法。
2. 熟练掌握单基因遗传病再发风险的估计方法。
3. 熟悉遗传咨询的一般过程。

二、实验原理

1. 遗传咨询（genetic counseling）定义 遗传咨询（genetic counselling）又称为“遗传商谈”，它应用遗传学和临床医学的基本原理和技术，与遗传病患者及其亲属以及有关社会服务人员讨论遗传病的发病原因、遗传方式、诊断、治疗和预后等问题，解答来访者所提出的有关遗传学方面的问题，并在权衡对个人、家庭、社会的利弊的基础上，给予婚姻、生育、防治、预防等方面的医学指导。目的是确定遗传病患者和携带者，并对其后代患病的危险率进行预测，以便商谈应采取的预防措施，减少遗传病患儿的出生，降低遗传病的发病率，提高人群遗传素质和人口质量。遗传咨询一般包括下列几个步骤：①询问、查体、收集家族史、实验室检查，绘出系谱图；②依据第一步获得的资料以及实验室的检查结果，判断某种疾病（或性状）是否为遗传疾病（或性状）；③根据系谱分析判断，确定该遗传病的传递方式或可能的传递方式；④回答患者及其亲属和有关人员所提出的各种遗传学问题，例如该遗传病的产生原因、诊断、治疗、预防及再发风险的估算等；⑤与患者及其家属商谈，并帮助他们做出恰当的选择、确定最佳措施。遗传咨询能减少遗传病患儿出生，对降低遗传病的发病率，提高人类的遗传素质具有重要意义，因此它是医学遗传学的一项重要研究内容。

2. 分类

（1）前瞻性咨询：是指携带致病基因但尚未在家庭中表现出来时进行的咨询。这些携带致病基因可将疾病传给后代但表现型正常的人称为致病基因携带者。

（2）回顾性咨询：如果家庭中已经出现了患病成员，对未来子女再现这种疾病的可能性进行咨询，称回顾性咨询。通过患病成员来鉴定患者本人和其他家庭成员的基因型，推算出未来再发生同样疾病危险的概率，即再发危险率。如果再发危险率较高，应忠告咨询者采取必要的措施，预防疾病再次发生。

3. 内容

（1）对疾病做出正确诊断：详细地了解家庭所有患病成员和子女病史，观察病情发展过程和各成员表现型的差异，进行严格的体格检查和临床检查，采集有关标本做实验室检验。然后，根据收集到的材料对疾病做出正确的诊断。

（2）绘出完整、准确的谱系图：通过尽可能详细的调查，收集咨询者的家族史资料。至少要调查到男女双方三级以内亲属，包括正常者和患者。特别要注意那些发生所咨询疾病的患者以及生育该病患者的双亲情况，记录他们的疾病史、婚育年龄、流产死产史及死亡成员的确切死因；应明确家族内各对婚配之间是否有遗传上的关系，是否近亲婚姻，如果是近亲结婚，应确定其亲缘关系；了解有缺陷孩子的母亲妊娠期间情况，包括妊娠各个时期受到的创伤、辐射、服用药物及营养情况；记录先证者及其家族内该疾病患者已做过的临床和实验室检查以及接受过的诊断方法。

根据收集到的资料绘制成系谱图，根据疾病的诊断和系谱图对所咨询的疾病进行分析，确定是否为遗传性疾病，如果为遗传性疾病，则要明确其遗传方式。

（3）计算遗传病的再发危险率：单基因遗传病再发危险率容易推算，外显率完全的常染色体显性病的再发危险率在大多数家庭中是子女总数的 1/2；常染色体隐性病为 1/4；伴性隐性病为男性后代总数的 1/2。遗传方式越复杂、越模糊则再发风险越小。多基因遗传病再发危险率的估计比较复杂。

（4）提出预防、治疗对策和措施：对咨询者及其子女的婚育进行指导：通过遗传咨询，既可以在群体水平提出遗传病的预防治疗策略，也可以针对不同个体提出指导性建议。预防策略包括对遗传病的群体筛检、制定优生优育政策、对人群中遗传病以及环境致畸因素进行监测等。针对咨询者个体，可告知其疾病的再发危险率，如危险率很小，可请咨询者自己决定是否婚育；如危险率很大，应忠告未婚者不要结婚，对已婚者应提出适当的措施，例如采用避孕方法、进行产前诊断、实行人工流产等。

三、实验材料

有关临床病例的资料。

四、内容与方法

1. 方式

（1）独自完成。

（2）课堂讨论。

2. 讨论内容

（1）某女曾生育过一唐氏综合征患儿，现再次妊娠，害怕再生同病患儿前来咨询。应该怎样计算再发风险？

（2）某种遗传病男女发病机会均等，而且发病的患者可出现在父母均正常的家庭中。现有一对表现都正常的姨表兄妹，准备结婚，虽然双方父母正常，但他们的舅表兄患有此病，所以前来咨询。

1）请问此病的遗传方式如何？

2）这对姨表兄妹都是携带者的可能性有多大?

3）他们婚后出生此病患儿的概率是多大?

4）如果他们均为携带者，那么他们婚后生出此病患者的可能性有多大?

（3）某男性，38 岁，两次结婚，第一任妻妊娠 8 次均于妊娠 2 个月左右流产，故离婚，与第二任妻婚后，女方受孕 3 次亦均在 3 个月内流产。请分析流产的原因以及能否再次妊娠。

（4）一对夫妇生有苯丙酮尿症（PKU）的患儿，他们听说是遗传病后，前来咨询。他们的疑问是：

1）他们二人及家庭各成员中全无这种病的患者，这怎么能算遗传病呢?

2)是谁的问题?能不能治疗?他们再生一个孩子患 PKU 的可能性是多大?如何预防患儿的出生?

（5）一对新婚夫妇，由于女方的弟弟患有白化病，害怕今后会生育白化病患儿前来咨询，你将给这对夫妇怎样的建议?

（6）有一对表型正常的夫妇，怀孕 4 胎，有两次流产，存活的长女表型正常，但其染色体数目为 45 条，存活的男孩是一个具有 46 条染色体的唐氏综合征患者。

1）请解释男孩的发病原因。

2)长女将来会发病吗? 婚后会生出唐氏综合征患儿吗?如果能，怎样防止患儿的出生?

（7）一对夫妇婚后，怀孕 5 次，其中 4 胎流产，1 胎多发畸形。经细胞遗传学检查丈夫为 1 号染色体倒位携带者，他们还能否生出正常的孩子?如果能，表型正常的孩子的核型如何?

（8）一位男青年准备与他的姑表妹结婚，他们认为在他们的家系中从来没有过遗传病的患者，他们结婚对后代不会有影响。请你从我国人群的遗传负荷是每人平均携带 5 个有害基因的角度说明他俩不宜结婚的原因。

（9）如果苯丙酮尿症的群体发病率为 0.0001，表兄妹婚后后代患苯丙酮尿症的概率有多大?是随机婚配的多少倍?

（10）尿黑酸尿症（AR）的群体发病率为百万分之一，请问下列情况产生有病后代的概率是多大?

1）两个正常的无亲缘关系的人结婚。

2）一个患尿黑酸尿症的人与一个正常的无亲缘关系的人结婚。

3）一个正常的人，其弟弟患尿黑酸尿症，他（她）与一正常的无亲缘关系的人结婚。

五、思 考 题

1. 什么是遗传咨询? 遗传咨询的基本步骤有哪些?

2. 一位女性表型正常，父母和两个哥哥表型也正常，但因她的两个舅舅患有假肥大型肌营养不良症（XR）前来咨询。

（1）她是携带者的可能性有多大?

（2）如她与正常男性结婚，婚后生男孩的复发风险是多大?生女孩的复发风险是多大?

（3）如果她婚后生了一个患者，如再生育，则生一个正常孩子的可能性是多少?

3. Huntington 病为常染色体显性遗传病，25 岁以前发病的占 10 %，40 岁以后发病的占 60 %。一位 25 岁的男性，表型正常，其外祖父患有该病，他的母亲现已 45 岁，表型也正常，请问他是携带者的可能性是多少? 他将来的子女获得致病基因的风险是多少?

4. 一对夫妇已经生育了一先天性聋哑患儿，此患儿呈单纯聋哑而无其他异常表现，他们前来咨询如果再生育出现聋哑儿的机会。

5. 一位妇女生育了一健康女孩已 4 岁，最近生育第二胎为男孩，于出生 4 天后出现严重新生儿溶血性黄疸，抽搐死亡，前来咨询原因及今后能否再生育健康男孩。

6. 一对夫妇曾生育过一个无脑儿，拟再生育，前来咨询是否会再生育先天性畸形儿。

7. 一对夫妇因生育了一个智力低下（mental retardation，MR）的患儿前来就诊，咨询能否治疗? 如再生育是否会出现同样情况?

参 考 文 献

奥斯伯. 2008. 精编分子生物学实验指南（第 5 版）北京：科学出版社发行部

段嘉，程功，胡永飞，等. 2013. 肠道微生物宏基因组文库构建及酯解酶基因筛选. 中国农业大学学报，18（1）：10～15

方福德，周吕，丁濂，等. 1995. 现代医学实验技巧全书. 北京：北京医科大学协和医院联合出版社

傅松滨. 2013. 医学遗传学（第 3 版）. 北京：北京大学医学出版社

关晶. 2010. 医学细胞生物学与医学遗传学实验及学习指南及学习指南. 北京：中国医药科技出版社

郭晓强. 2005. 染色体、基因、激素和性别决定. 中国男科学杂志, 19（ 3）: 65～67

郭尧君. 2011. 蛋白质电泳实验技术北京：科学出版社

焦鹏，叶文静，常起，等. 2007. 从血液中提取 DNA 方法探讨. 实用医技杂志，14（3）：287～289

李冬盎，官瑞霞. 2006. 淋巴细胞微核在国内职业病防治中的作用现状. 实用医药杂志，2006，23（12）：1512～1513

刘辉. 2011. 临床免疫学和免疫检验实验指导（第 4 版）. 北京：人民卫生出版社

孟昭恒，王远琴，宋庆伟，等. 1995.国内外 10 种肥胖判定标准的比较. 中国公共卫生，11（4）：147～149

莫凤鸣，杨丽华，张璐. 2013. 外周血淋巴细胞染色体 G 显带技术的改良. 检验医学. 28（7）：618～620

乔远东. 2010. 医学细胞生物学与遗传学实验教程/高等医学院校实验教程. 北京：北京大学医学出版社

秦志峰，彭翠英. 2004. 生命科学实验教程-生物学实验教程. 长沙：国防科技大学出版社

秦志峰，易岚. 2013. 细胞生物学与细胞工程实验指导. 长沙：湖南科学技术出版社

宋平. 2003. 生物化学与分子生物学实验教程. 北京：高等教育出版社

宿荣荣，徐嘉. 2013. 甘肃省高校学生人群超重肥胖不同判定标准的比较研究. 南京体育学院学报（自然科学版），12（5）：152～156

王修海. 2012. 医学遗传学实验指导（第 3 版）. 北京：科学出版社

肖福英，蒋林彬. 2007. 医学细胞生物学与医学遗传学实验. 上海：复旦大学出版社

杨艳芳，王宗霞，崔占前，等. 2010. 人类染色体 G 显带核型技术研究进展. 科技创新导报，12（16）：13

尤超，赵大球,梁乘榜,等.2011.PCR 引物设计方法综述.现代农业科技,21（17）：48～51

郑科，潘建伟，姜志明，等. 2002. 姐妹染色单体交换（SCE）的检测原理及其分子机理. 细胞生物学杂志，24（6）：355～359

周晓. 1998. 比较基因组杂交技术及应用. 外国遗传学. 放射医学核医学分册，22（2）：81～83

左伋. 2013. 医学遗传学（第 6 版）. 北京：人民卫生出版社

Bruno DL, Burgess T, Ren H, et al. 2006. High-throughput analysis of chromosome abnormality in spontaneous miscarriage using an MLPA subtelomere assay with an ancillary FISH test for polyploidy. American Journal of Medical Genetics Part A 140（24）:2786～2793

Christiaens Ca7,Vissers J，Poddighe PJ，el a1. 2000. comparative genomie hybridization for cytogenetie evaluation of stillbirth. Obstet c Gynecol,96（2）:281～286

Eckburg PB, Bik EM, Bernstein CN, et al.2005. Diversity of the human intestinal microbial flora. Science. 308（5728）:1635～1638

Eggermann K, Schonherr N, Ranke MB, et al. 2008. Search for subtelomeric imbalances by multiplex ligation-dependent probe amplification in silver-russell syndrome. Genet Test,12（1）:111～113

Gill SR, Pop M,Deboy RT, et al. 2006. Metagenomic analysis of the human distal gut microbiome. Science. 312（5778）: 1355～1359

GillSR, PopM, DeboyRT, et al. 2006. Metagenomic analysis of the human distal gut microbiome. Science. 312（5778）:1355～1359

Guo ZF, Peng CY, Li K, et al. 2011. The applications of high-fidelity DNA polymerase in the individualized medicine. J Med Med Sci, 2（8）:1010 ~ 1013

Kallioniemi A. Kallioniemi OP. 1992.Comparative genomic hybridization for molecular cytogenetic analysis of solidtBillors. Science,258（5083）:818～821

Knight SJ, Flint J. 2000. Perfect endings：a review of subtelomeric probes and their use in clinical diagnosis. J Med Genet,37(6):401～

409

Lapierre JM, Tachdjia G. 2005. Detection of chromosomal abnormalities by comparative genomic hybridization. Current Opinion in Obstetrics and Gynecology, 17（2）:171～177

Maidak B L. Cole J R. Lilburn T G, et al. 2001. The RDP-Ⅱ（Ribosomal Database Project）. Nucl Acids Res, 29, 173～174

Martinez-Glez V, Lorda-Sanchez I, Ramirez JM, et al. 2007. Clinical presentation of a variant of Axenfeld-Rieger syndrome associated with subtelomeric 6p deletion. European Journal of Medical Genetics, 50（2）:120～127

Northrop EL, Ren H, Bruno DL, et al. 2005. Detection of cryptic subtelomeric chromosome abnormalities and identification of anonymous chromatin using a quantitative multiplex ligation-dependent probe amplification（MLPA）assay. Hum Mutat,26（5）:477～486

Rooms L, Reyniers E, Wuyts W, et al. 2006. Multiplex ligation-dependent probe amplification to detect subtelomeric rearrangements in routine diagnostics. Clin Genet, 69（1）:58～64

Sinclair AH, Berta P, Palmer MS, et al. 1990. A gene from the human sex-determining region encodes a protein with homology to a conserved DNA-binding motif. Nature, 346（6281）: 240～244

Su H, Lau YF.1993. Identification of the transcriptional unit, structural organization, and promoter sequence of the human sex-determining region Y（SRY）gene using a reverse genetic approach. Am J Hum Genet, 52（1）: 24～38

Tamura K, Peterson D, Peterson N, et al. 2011. MEGA5: MolecularEvolutionary Genetics Analysis using Maximum Likelihood, Evolutionary Distance, and MaximumParsimonyMethods. Mol BiolEvol,28（10）:2731～2739.

Walker AW, Duncan SH, Louis P, et al. 2014. Phylogeny, culturing, and metagenomics ofthe human gut microbiota.Trends Microbiol. 22（5）:267～274

Wang Q, Garrity GM, Tiedje JM, et al. 2007. Naive Bayesian classifier for rapidassignment of rRNA sequences into the new bacterial taxonomy . Appl Environ Microbiol, 73（16）:5261～5267

Weiss MM9 Kuipers EJ, Meuwissen SGM. 2003. Comparative genetic hybridization as a supportive tool in diagnostic pathology. J Clin Pathol, 56（7）:522～527

Wells D, Escudero T, Lew B, el a1. 2002. First clinical application ofcomparative genomie hybridization and polartesting for preimplentation genetic diagnosisofenenploidy. Firtil Steril, 78（3）:543～549

Zhang J, Li K, Pardinas JR, et al. 2005. Proofreading genotyping assays mediated by high fidelity exo+ DNA polymerases. Trends Biotechnol, 23（2）:9642～9647

Zhou J, Bruns M A, Tiedje J M. 1996. DNA recovery from soils of diverse composition. Appl Environ Microb, 62（2）: 316～322

附　　录

附录一　生 物 绘 图

生物绘图是用 HB 及 2H 或 3H 绘图铅笔形象描述生物外部形态和内部结构的一种重要的科学记录方法。在实验报告和将来科学研究中常用生物绘图法来反映生物的形态结构特征。

一、生物绘图的要求

1. 具有高度的科学性，不得有科学性错误。形态结构要准确，比例要正确，要求真实感，立体感，精美而美观。

2. 图面要力求整洁，铅笔要保持尖锐，尽量少用橡皮。

3. 绘图大小要适宜，位置略中央偏左，右边留着注图。

4. 绘图的线条要光滑、匀称，点点要大小一致。

5. 绘图要完善，字体用正楷，大小要均匀，不能潦草。注图线用直尺画出，间隔要均匀，一般多向右边引出，且注图线要右端对齐。图注部分接近时可用折线，但注图线之间不能交叉，图注要尽量排列整齐。

6. 绘图完成后在绘图纸上方要写明实验名称、班级、姓名、时间，在图的下方注明图名，在右下侧注明材料、染色剂、放大倍数。

二、生物绘图的方法

生物绘图的方法有多种，最长见的是点点衬阴法。点点衬阴法即将图形画出后，用铅笔点出圆点，以表示明暗和深浅，给予立体感。在暗处点要密，明处要疏，但要求点要均匀，点点要从明处点起，一行行交互着点，物体上的斑纹描出再点点衬阴，点点衬阴法要求不能用涂抹阴影的方法以代替点点，此点初学者要尤为注意。

三、生物绘图的步骤

1. 绘图前认真的观察标本，搞清实物标本的结构特点，切忌抄书或平空想象。

2. 用 HB 铅笔轻轻将图轮廓画出，作为草图要掌握好比例和位置。

3. 在草图的基础上绘详图，此时要用 2H 和 3H 铅笔，线条要流畅，点要匀称，点线不要重复描绘。

4. 按注图要求绘图，写上图名及班级、姓名等。

四、生物绘图的注意事项

1. 绘图应用铅笔完成。
2. 绘图只能有“点”与“线”构成。
3. 生物绘图不能涂阴影。

附录二　实验常用试剂及配制方法

1. Giemsa 染液的配制：吉姆萨粉（Giemsa stain）1.0 g，甘油（AR）66 ml，甲醇（AR）66 ml。将 Giemsa 染料放入研钵中，先加入少量甘油，研磨至无颗粒为止，然后再倒入全部甘油，在 56℃ 温箱中放置 2h 后，加入甲醇，将配制好的染液在棕色瓶内密封保存（最好于 0～4℃ 保存）。

2. 瑞氏（Wrights）染液配制：瑞氏染料 830 mg 或 1 g，甲醇（AR）500 ml 或 600 ml。

先称干燥（事先放入温箱干燥过夜）瑞氏染料置于乳钵内，用乳棒轻轻敲碎研成粉末，再行研磨至听不到研磨声，即呈细粉末，加少许甘油或甲醇溶解研磨，使染料在乳钵内呈"一面镜"光泽，而无染料粉粒沉着，再加较多量甲醇研磨呈一面镜光亮，静置片刻，将上层液体倒入—清洁储存瓶内（最好用甲醇空瓶），再加甲醇研磨，重复数次，直至乳钵内染料及甲醇用完为止，摇匀，密封瓶口，存室温暗处，储存愈久，则染料溶解、分解就越好，一般储存 3 个月以上为佳。

3. 瑞氏-吉姆萨染液配制：将瑞氏染液与吉姆萨染液以 100：1 的比例混合而成。

4. 詹纳斯绿（Janus green）染液配制：称取詹纳斯绿染料 0.3 g，溶解在 1000 ml 蒸馏水中。

5. 硫堇染液（工作液）配制

（1）硫堇原液：硫堇 1 g 或 2 g 溶于 100 ml 50 % 乙醇中，溶解后过滤备用。

（2）醋酸钠缓冲液：醋酸钠·$3H_2O$ 9.7 g，巴比妥钠 14.7 g，溶于 500 ml 蒸馏水中。

（3）0.1 mol / L 盐酸。

（4）按（1）：（2）：（3）= 40：28：32 比例配成混合液，调 pH 5.7 ± 0.2，即得硫堇工作液。

6. 改良苯酚品红染液配制

（1）原液 A：称取 3g 碱性品红，溶于 100 ml 70 % 酒精中，此液可以长期保存。

（2）原液 B：取 10 ml A 液加入 90 ml 5 % 苯酚（即石炭酸）水溶液中（2 周内使用）；

（3）原液 C：取 55 ml B 液加入 6 ml 冰醋酸和 6ml 38 % 甲醛（可长期保存）。

（4）染色液：取 20 ml C 液，加入 80 ml 45 % 醋酸和 1.5 g 山梨醇。放置 2 周后

使用，染色效果显著，使用 2～3 年不变质。山梨醇为助渗剂，兼有稳定染色液的作用。如果没有山梨醇，也能染色，但效果稍差。

7. DNA 提取相关试剂配制

（1）5 mol / L KAc（pH 5.2）：称取 KAc 49.07 g，溶解于蒸馏水中，定容至 100 ml。

（2）3 mol / L NaAc（pH 5.2）：称取 NaAc·$3H_2O$ 40.81 g，溶解于蒸馏水中，调 pH 至 5.2，最后定容至 100 ml。

（3）1 mol / L Tris - HCl（pH 8.0）：称取 Tris Base 12.114 g，溶解于蒸馏水中，定容前用 HCl 调 pH 至 8.0，定容至 100 ml。

（4）0.5 mol / L EDTA（pH 8.0）：称取 EDTA 18.612 g，溶解于蒸馏水中，溶解过程中加入 6～8 小块 NaOH 固体以助溶，定容前用 NaOH 调 pH 至 8.0，定容至 100 ml。

（5）CTAB 缓冲液（Cetyl trimethyl ammonium bromide）：分别称取或量取 NaCl 43.83 g，CTAB 4 g，山梨醇（sorbitol）12.5 g，聚乙烯吡咯烷酮（PVPP）5 g，1 EDTA（0.5 mol/L，pH 8.0）20 ml，十二烷基肌氨酸钠（sarkosyl）5 g，依次加样溶解，65 ℃水浴 1～2 h 使其充分溶解后定容至 500 ml。

（6）TE 缓冲液 [10 mmol / L Tris - HCl（pH 8.0），1 mmol / L EDTA（pH 8.0）]：分别取 1 ml 1 mol / L 的 Tris - HCl（pH 8.0），200 μl 0.5 mol / L 的 EDTA（pH 8.0），加蒸馏水定容至 100 ml，混匀。

（7）10 mg / ml 溴化乙啶（ethidium bromide，EB）：在 100 ml 蒸馏水中加入 1 g 溴化乙啶，磁力搅拌数小时以确保其完全溶解，然后转移至铝箔包裹的容器或棕色瓶中，于室温保存。

（8）10 % 十二烷基硫酸钠（SDS）：在 900 ml 蒸馏水中溶解 100 g 电泳级 SDS，加热至 68℃ 助溶，加入几滴浓盐酸调节溶液的 pH 至 7.2，加水定容至 1L，分装备用。

注：SDS 的微细晶粒易于扩散，称量时要戴面罩，称量完毕后要清除残留在称量工作区和天平上的 SDS。10 % 的 SDS 无需灭菌。

8. 电泳常用试剂的配制

（1）DNA 琼脂糖凝胶电泳试剂的配制

1）琼脂糖凝胶：琼脂糖凝胶深度是指的质量体积分数，即所称取的琼脂糖粉的质量（g）比所加的 TBE 缓冲液的体积（ml）即胶的浓度。缓冲液的体积根据胶板的大小而定。

2）琼脂糖凝胶电泳缓冲液的配制

缓冲液	工作液	贮存液 / L
TAE	1× 40 mmol / L Tris - 乙酸盐 1 mmol/L EDTA	50× 242 g Tris；37.2 g $Na_2EDTA \cdot 2H_2O$；搅拌溶解 57.1 ml 冰乙酸；充分搅拌后定容至 1000 ml。
TPE	1× 90 mmol / L Tris - 磷酸盐 2 mmol / L EDTA	10× 108 g Tris；15.5 ml 磷酸（85 %，1.679 g / ml） 40 ml 0.5 mol / L EDTA（pH8.0）
TBE*	0.5× 45 mmol / L Tris - 硼酸盐 1 mmol / L EDTA	5× 54 g Tris；20 ml 0.5 mol / L EDTA（pH8.0）；27.5 g 硼酸；充分搅拌溶解后定容至 1000 ml

（2）聚丙烯酰胺凝胶电泳试剂的配制

1）聚丙烯酰胺凝胶

成分	凝胶浓度			
	4 %	5 %	6 %	7 %
30 % 丙烯酰胺：双丙烯酰胺（29：1）	13.4 ml	16.7 ml	20 ml	24 ml
5×TBE（或 5×TAE）	20 ml	20 ml	20 ml	20 ml
H_2O	56 ml	52.3 ml	49 ml	45 ml
10 % 过硫酸铵	750 μl	750 μl	750 μl	750 μl

2）丙烯酰胺凝胶电泳分离胶所用溶液

溶液成分		不同体积（ml）凝胶中各成分所需体积							
		5	10	15	20	25	30	40	50
6 % SDS -PAGE	水	2.6	5.3	7.9	10.6	13.2	15.9	21.2	26.5
	30 % 丙烯酰胺溶液	1	2	3	4	5	6	8	10
	10 % SDS	0.05	0.1	0.15	0.2	0.25	0.3	0.4	0.5
	10 % 过硫酸氨	0.05	0.1	0.15	0.2	0.25	0.3	0.4	0.5
	TEMED	0.004	0.008	0.012	0.016	0.02	0.024	0.032	0.04
8 % SDS -PAGE	水	2.3	4.6	6.9	9.3	11.5	13.9	18.5	23.2
	30 % 丙烯酰胺溶液	1.3	2.7	4	5.3	6.7	8	10.7	13.3
	1.5 mol / L Tris（pH8.8）	1.3	2.5	3.8	5	6.3	7.5	10	12.5
	10 % SDS	0.05	0.1	0.15	0.2	0.25	0.3	0.4	0.5
	10 % 过硫酸氨	0.05	0.1	0.15	0.2	0.25	0.3	0.4	0.5
	TEMED	0.003	0.006	0.009	0.012	0.015	0.018	0.024	0.03
10 % SDS -PAGE	水	1.9	4	5.9	7.9	9.9	11.9	15.9	19.8
	30 % 丙烯酰胺溶液	1.7	3.3	5	6.7	8.3	10	13.3	16.7
	1.5 mol / L Tris（pH8.8）	1.3	2.5	3.8	5	6.3	7.5	10	12.5
	10 % SDS	0.05	0.1	0.15	0.2	0.25	0.3	0.4	0.5
	10 % 过硫酸氨	0.05	0.1	0.15	0.2	0.25	0.3	0.4	0.5
	TEMED	0.002	0.004	0.006	0.008	0.01	0.012	0.016	0.02
12 % SDS -PAGE	水	1.6	3.3	4.9	6.6	8.2	9.9	13.2	16.5
	30 % 丙烯酰胺溶液	2	4	6	8	10	12	16	20
	1.5 mol / L Tris（pH8.8）	1.3	2.5	3.8	5	6.3	7.5	10	12.5
	10 % SDS	0.05	0.1	0.15	0.2	0.25	0.3	0.4	0.5
	10 % 过硫酸氨	0.05	0.1	0.15	0.2	0.25	0.3	0.4	0.5
	TEMED	0.002	0.004	0.006	0.008	0.01	0.012	0.016	0.02
15 % SDS -PAGE	水	1.1	2.3	3.4	4.6	5.7	6.9	9.2	11.5
	30 % 丙烯酰胺溶液	2.5	5	7.5	10	12.5	15	20	25
	1.5 mol / L Tris（pH8.8）	1.3	2.5	3.8	5	6.3	7.5	10	12.5
	10 % SDS	0.05	0.1	0.15	0.2	0.25	0.3	0.4	0.5
	10 % 过硫酸氨	0.05	0.1	0.15	0.2	0.25	0.3	0.4	0.5
	TEMED	0.002	0.004	0.006	0.008	0.01	0.012	0.016	0.02